# 心电图实训手册

主编　杨巧芳　张红梅　张　新　张振香

河南科学技术出版社

·郑州·

**图书在版编目（CIP）数据**

心电图实训手册 / 杨巧芳等主编 . —郑州：河南科学技术出版社，2021.3

ISBN 978-7-5725-0336-8

Ⅰ.①心… Ⅱ.①杨… Ⅲ.①心电图-诊断-手册 Ⅳ.①R540.4-62

中国版本图书馆 CIP 数据核字（2021）第 058130 号

出版发行：河南科学技术出版社

地址：郑州市郑东新区祥盛街 27 号　　邮编：450016

电话：（0371）)65788613　65788629

网址：www.hnstp.cn

策划编辑：马晓薇

责任编辑：马晓薇

责任校对：董静云

封面设计：张　伟

责任印制：张艳芳

印　　刷：河南瑞之光印刷股份有限公司

经　　销：全国新华书店

开　　本：720 mm×1 020 mm　1/16　印张：15.75　字数：290 千字

版　　次：2021 年 10 月第 1 版　　2021 年 10 月第 1 次印刷

定　　价：59.00 元

# 编委名单

主　审　高传玉

主　编　杨巧芳　张红梅　张　新　张振香

副主编　胡光玲　阙　静　张俊梅　冯素萍
　　　　吴　蕊

编　委（以姓氏笔画排序）

于　漫　王　静　王军芳　王瑞娟

田　焕　冯素萍　朱　莉　乔昕悦

乔秋萍　任月霞　李　静　李克亚

杨巧芳　吴　蕊　张　新　张红梅

张林虹　张俊梅　张振香　张媛媛

陈慧玲　胡光玲　高　宁　阙　静

薛海娜

# 前　言

　　心电图是心血管疾病的常规检查技术之一，自诞生以来，便作为心血管疾病的基础诊断技术而广泛应用于临床。其以无创、简便、准确的特性，在心血管疾病诊疗中始终占据着举足轻重的地位。因此，对于心血管专科的医护人员而言，阅读、识别心电图是必不可少的一项基本技能。然而，心电图作为一门复杂的交叉学科，机制复杂，数据量大，表现多变，导致入门困难，令许多初学者望而却步。目前市场上的心电图参考书以资深心电学专家或心血管专科医生撰写的书籍为主，专业性强，对于初学者尤其是心电图基础相对薄弱的护理人员而言，深奥复杂，难以深入透彻学习，实用性欠佳；并且入门导读书籍较少，没有专门针对护理人员的心电图教科书。基于此，我们编写了这本《心电图实训手册》，旨在深入浅出、简洁明了地解读心电图知识，试图做到让每个初学者及广大护理人员看得懂，学得会，方便实用。

　　编写本教程，我们本着以下原则：第一，内容科学严谨，阐述准确。虽为简易起见，对相关理论和概念有所简化，但本着务必保持原意的原则，在原有概念的基础上，斟词酌句，正确改述，以免误导读者。第二，内容以实用为主，重在读图能力的训练和提升。对于临床一线护理人员来说，最实用的技能就是在尽量短的时间内判断、评估心律失常的发生及危险程度，以协助医生及时做出相应处理。因此，本教程简化基础理论，大量删减与实际读图关联较弱的复杂理论与名词，将心脏的电生理传导机制与心电波形、诊断条件融为一体，时时注意将理论有效应用于实践，让读者易于掌握；并附有大量实战练习图形，通过反复训练巩固理论，切实提升护理人员对各类心律失常的识别能力。第三，章节设置简洁明了，内容阐述循序渐进。本书从解剖、生理入手，逐渐过渡到各种心电图的特征及临床处理，且对目前临床上已应用较少的相关诊断做了删减，内容更加简洁。如左、右房室肥厚扩张的波形表现，由于近年来超声心动图、核素造影及心室造影的应用，心电图在诊断这类疾病方面的敏感性及特异性确实存在一定差异，故临床上已鲜为应用，因此本书未设置该内容。第四，为避免心电图学习的枯燥乏味，增加趣味性，使本书更加贴近临床，每一章节的内容均从概述、简单机制、心电图特征、临床意义等方面进行阐述，在个别章节，为便于读者记忆和理解，增加了轻松分析、联想记忆及趣味学习等环节，在保证专业性和准确性的同时，增加趣味性语言的应用；另外，本书将手绘图与心电波形相结合，既能帮助读者记忆相关理论和数据，亦不缺乏趣味性。

需要指出的是，在每个章节的心电图特征部分，我们只列出了常用、典型的心电图波形，有很多复杂的心电图波形本书并未提及。这亦是为了保持我们编写此书的初衷，只是作为护理人员等初学者的心电图入门学习资料，也为有一定心电图基础但仍存在读图困难的医护人员提供帮助；并不想将其扩展成一本包罗万象的教科书，或一本内容深邃的心电图释疑书。恳请各位审阅的专家、同行予以理解。

在本书编写过程中，我们参阅和借鉴了许多专家的研究成果和主编书籍，在此表示真诚的感谢。同时，也向为本书提供手绘图的刘琳主任医师、胡光玲副主任护师、岳美晨护师以及在编写过程中帮助我们审核校验的各位老师和同事，表示衷心的感谢。

由于书稿是利用业余时间撰写而成，本书可能存在疏漏和缺点，恳望各位读者对错谬之处批评指正（Email：eaam68@163.com），以便再版时更正。

杨巧芳

2021 年 10 月于郑州

# 目 录

# 第一章 概 述

## 第一节 心脏解剖与生理

### 一、心脏的解剖

#### (一) 心脏的位置及形态

心脏位于胸腔的纵隔内，膈肌中心腱的上方，夹在两侧胸膜囊之间。其所在位置相当于第2~6肋软骨或第5~8胸椎之间。心脏2/3居于正中线的左侧，1/3居于右侧（图1-1）。

心脏的外形略成倒置的圆锥体，大小约相当于本人的拳头。心脏通常为斜位，少数呈横位（矮胖型）或垂位（瘦长型）。心尖朝向左前下方，心底朝向右后上方，心底部自右向左有上腔静脉、肺动脉和主动脉与之相连。心脏为4腔结构，分别为左、右心房和左、右心室。

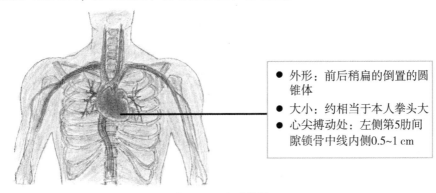

- 外形：前后稍扁的倒置的圆锥体
- 大小：约相当于本人拳头大
- 心尖搏动处：左侧第5肋间隙锁骨中线内侧0.5~1 cm

**图 1-1 心脏位置**

#### (二) 心脏的结构与标志

心脏为中空的肌性器官，由内向外依次为心内膜、心肌膜和心外膜。心内膜位于心脏内层，与血管相连，由内皮细胞组成，其下尚有些平滑肌细胞和疏松结缔组织。心内膜下层为心肌膜，即心肌组织。最外层为心外膜，由心包膜的脏层组成。心脏内腔由瓣膜完全分隔为心房和心室，心房由房间隔分为左、右心房，心室由室间隔分为左、右心室（图1-2、图1-3）。

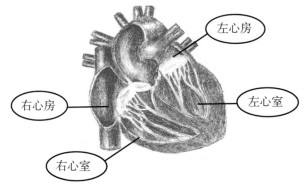

图 1-2　心脏结构

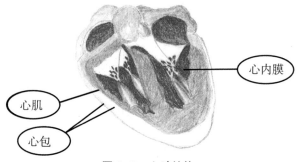

图 1-3　心脏结构

心腔内有四个瓣膜，左心室和主动脉之间的主动脉口处为主动脉瓣，右心室和肺动脉之间的肺动脉口处为肺动脉瓣，左心房和左心室之间的左房室口处为二尖瓣，以及右心房和右心室之间的右房室口处为三尖瓣（图 1-4）。瓣膜可以阻止血液在体内逆向流动——一旦血液逆流撞击到瓣膜，瓣膜就会立刻关闭，从而封堵其通道。二尖瓣和三尖瓣阻止血液在心脏内部逆流，而位于心脏出口处的主动脉瓣和肺动脉瓣则阻止血液回流至心脏。

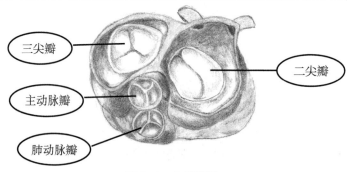

图 1-4　心脏瓣膜

心脏的表面标志有"三沟两耳"。"三沟"是指心底环形的冠状沟，分隔上方的心房和下方的心室；心室前纵行的前室间沟和心室后纵行的后室间沟，分隔左、右心室。"两耳"是左、右心房各向前内方伸出三角形的心耳。

## 二、心脏的血流

### （一）概述

心脏是容纳血液的器官。右心房和右心室容纳静脉性血液，左心房和左心室容纳动脉性血液，静脉血与动脉血在心腔内完全分流。心脏通过有序的收缩和舒张，将血液供应至全身各处。

左心房通过四个肺静脉口收纳由肺回流的血液，心房收缩时，血液通过左房室口（二尖瓣处）流入左心室；当心室收缩时，血液通过主动脉口（主动脉瓣处）流入主动脉，向全身各组织器官分布，该路径称为体循环（图1-5）。

右心房通过上、下腔静脉口，接纳全身的静脉血；通过冠状窦口接纳心脏自身的静脉血。心房收缩时，右心房内的血液经右房室口（三尖瓣处）流入右心室；心室收缩时，血液通过肺动脉口（肺动脉瓣处）流入肺动脉，分布到左、右肺，该路径称为肺循环（图1-5）。

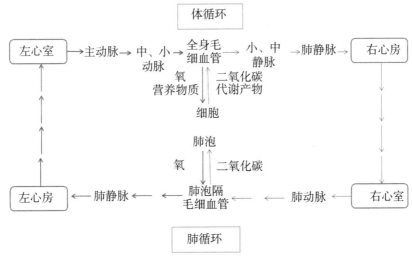

**图 1-5　心脏血液循环系统**

血液循环途径（红色代表动脉血，蓝色代表静脉血）

体循环和肺循环同时进行，在心脏处汇合，形成一条完整的循环途径。血液循环的原动力来自心脏搏动。

## （二）心肌的血液供应

心肌的血液供应来自冠状动脉（图1-6）。左、右冠状动脉是升主动脉的第一对分支，冠状动脉和静脉形成冠脉循环，以供给心肌血液。尽管心脏的重量仅占体重的0.5%，但是总冠脉的血流量占心输出量的4%～5%，因此冠状动脉的循环十分重要。

右冠状动脉先走行于冠状沟内，在心脏右缘发出右缘支，主要为右心室供血；沿冠状沟向后行至后室间沟，为左、右心室后下壁供血，且供应窦房结和房室结。

左冠状动脉在主动脉窦发出后，分为前降支和回旋支。前降支走行于前室间沟，主要为左心室前壁供血；回旋支沿冠状沟向左后行，主要为左心室前侧壁供血。

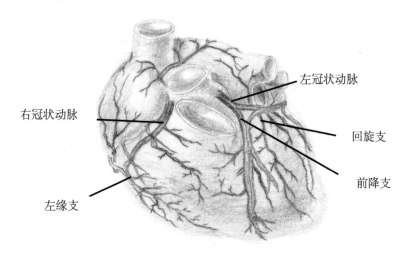

**图1-6 心脏的血液供应**

注：冠状动脉的走行与供血部位可有先天性变异。

冠状动脉的各个分支供应血液给对应的心肌。右冠状动脉供血给左室下壁、后壁、右室、窦房结、房室结、室间隔后1/3；左冠状动脉供血给左室前壁、侧壁、室间隔前2/3（图1-7）。一旦相关冠状动脉血管闭塞，可导致其所供血的相应局部心肌缺血、损伤，甚至坏死。

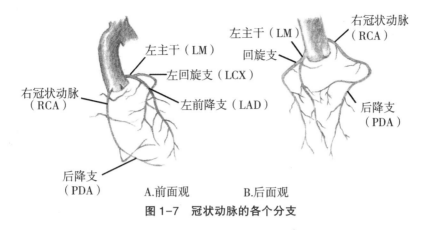

左主干（LM）
左回旋支（LCX）
右冠状动脉
（RCA）
左前降支（LAD）
后降支
（PDA）

右冠状动脉
（RCA）
左主干（LM）
回旋支
后降支
（PDA）

A.前面观　　　　B.后面观

**图1-7　冠状动脉的各个分支**

## 三、心脏的传导

### （一）心脏传导系统

心脏传导系统是由负责正常心电冲动形成与传导的特殊分化的心肌细胞构成，产生并维持心脏正常的节律，保证心房、心室收缩和舒张的协调。

心脏传导系统包括窦房结、结间束、房室结、希氏束、束支、浦肯野纤维（图1-8）。

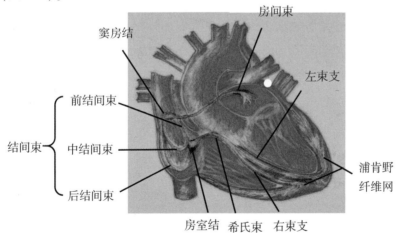

房间束
窦房结
左束支
前结间束
结间束
中结间束
浦肯野
纤维网
后结间束
房室结　希氏束　右束支

**图1-8　心脏传导系统**

1. 窦房结（sinoatrial node）　窦房结位于右心房与上腔静脉连接处的心外膜下，是心脏的第一起搏点，自律性最强。

2. 结间束（internodal tract）　结间束是连接窦房结与房室结的传导束，可分前、中、后结间束。其传导速度较普通心肌纤维快，且在高血钾状态下可以直接将冲动下传至心室，即窦室传导。

3. 房室结（atrioventricular node） 房室结位于房间隔右后下方，冠状窦开口之前，三尖瓣膈瓣附着处上方。房室结的激动传导速度为 200 mm/s，只有浦肯野纤维传导速度的 1/20。房室结的作用之一是利用长不应期和迟慢传导，保证心房收缩之后才开始心室收缩，且在心房收缩过快时"过滤"高频冲动，保证心室的适度收缩频率。房室交界区是心脏第二级起搏点，自律性次于窦房结。

4. 希氏束（His bundle） 又称房室束，房室结的远端延续为细长的纤维，形成希氏束。

5. 束支（bundle branch） 束支分为左、右束支。左束支支配肌肉层较厚的左心室，比右束支粗大，分为左前束支和左后束支。右束支则在一定范围内形成一束，沿室间隔下行。

6. 浦肯野纤维（purkinje fibers） 浦肯野纤维为激动传导系统的末端。

注：自律性是指自身的电兴奋能力，激动传导系统的所有细胞都具有潜在的自律性。

（二）心肌细胞的功能

心肌细胞是心脏的基本功能单位。正常心肌细胞有 4 大生理特性：自律性、兴奋性、传导性和收缩性。如果测定每个心肌细胞，4 大生理特性各有侧重。归纳这些特点，心肌细胞按其功能分为两大类：特殊心肌细胞和普通心肌细胞（因此，心肌也可分为特殊心肌和普通心肌，图 1-9）。

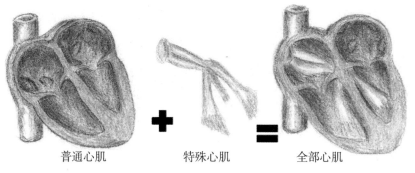

普通心肌　　　　　特殊心肌　　　　　全部心肌

图 1-9　心肌的组成

1. 特殊心肌 特殊心肌即心脏的传导系统。

（1）特殊心肌由窦房结、结间束、房室结、希氏束、左右束支以及浦肯野纤维网组成，占整个心脏肌肉的小部分。

（2）其最大特点是有自律性。

2. 普通心肌　普通心肌即心房肌和心室肌，发挥"泵"的作用。

（1）普通心肌由普通心房肌和心室肌组成，占整个心脏肌肉的绝大部分，与心脏"泵"功能相适应。

（2）其最大特点是具有收缩性，一般无自律性。

（3）心房肌、心室肌接受窦房结电指令后"除极"，之后才有肌肉收缩或舒张的机械活动。心室肌的"除极"，可理解为窦房结的指令经房室结传至心室肌，使全部心室肌"过一次电"，心室肌有电后才会收缩。"除极"可俗称为"过电"，心电图记录到的 QRS 波是心室电波。肉眼所见到的心室收缩，则是在"电波"之后发生的机械活动。这与灯泡有电才能发光的道理一样。

（4）"电"（兴奋）－"机械活动"（收缩）耦联，先有电，后有机械活动。

心电图记录到的是心肌的电活动（除极和复极），不是机械活动（收缩和舒张）。不得混淆这一概念。但阅图者在看到心电波（P 波、QRS 波）时，头脑中应有心房、心室跳动（收缩和舒张）的空间想象力。

（三）联想记忆

心脏传导系统联想记忆见表 1-1。

**表 1-1　心脏传导系统联想记忆**

| 心脏部位 | 作用 | 频次 | 自律性 |
|---|---|---|---|
| 窦房结 | 为正常起搏点，"发出指令" | 60～100 次/min | 自律性最高 |
| 心房肌细胞 | "接受指令"后"除极" | 55～60 次/min | 无自律性，心肌收缩 |
| 房室结 | 为潜在起搏点，"传递指令" | 45～60 次/min | 自律性依次降低 |
| 希氏束 | 为潜在起搏点，"传递指令" | 40～45 次/min | 自律性依次降低 |
| 束支 | 为潜在起搏点，"传递指令" | 40～45 次/min | 自律性依次降低 |
| 浦肯野细胞 | 为潜在起搏点，"传递指令" | 35～40 次/min | 自律性依次降低 |
| 心室肌细胞 | "接受指令"后"除极" | 30～35 次/min | 无自律性，心肌收缩 |

（四）心肌细胞的合作

如果将心脏比作一个公司，那么特殊心肌细胞是领导层，负责发出与传导指令，普通心肌细胞是劳动者，完成具体工作（心脏的收缩、射血）。而心房肌与心室肌比较，心房肌好比管理层，心室肌是基层劳动者（图 1-10）。

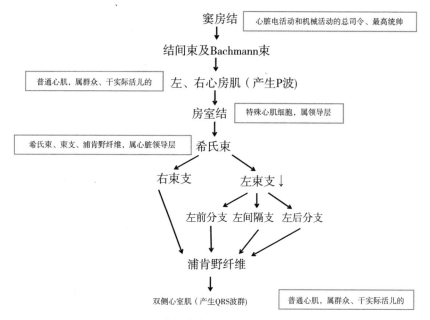

图 1-10　心脏激动的正常顺序及心肌细胞合作

## （五）心脏各结构的作用及影响

正常时，窦房结发出的每一次指令都会传给心房，同时也传给房室结；房室结再将此指令继续往下传至心室。心房肌、心室肌接受窦房结电指令后进行"除极"，之后才有肌肉收缩、舒张的机械性活动。任何干扰这些特殊组织的刺激都能够引起心律紊乱，称为心律失常或心脏传导功能障碍（表1-2）。

表 1-2　心脏各结构的作用及影响

| 心脏部位 | 作用 | 影响大小 |
|---|---|---|
| 窦房结 | 发出命令 | 窦性停搏时需安装起搏器或由指挥能力弱的下级代替，心率慢 |
| 心房肌 | 收缩射血至心室 | 影响射入心室血量，但只要心室正常工作，无生命危险 |
| 房室结 | 传导命令 | 传导阻滞时心室无法接收到命令，可由下级代替窦房结指挥心脏，但下级指挥能力差，只能缓慢发出命令，勉强维持心搏 |
| 希氏束及其分支 | | |
| 心室肌 | 收缩射血至全身、肺 | 最重要，无可替代 |

## 四、心脏的活动

### (一) 机械活动

心脏的活动方式有两种，一种是机械活动，表现为心肌的收缩与舒张。心脏的每一次收缩与舒张称为一个心动周期，目的是不断地将血液送到人体各个组织器官，以保证人体组织正常的生理功能。也就是心脏的"泵"功能：心脏将静脉血"拿回来"，经肺气体交换后，再将血"泵出去"，不断循环。血液由于瓣膜的作用只能由心房流向心室，不能倒流。

### (二) 生物电活动

心脏的另一种活动方式是生物电活动，表现为心肌细胞的去极化与复极，心肌细胞的每一次去极化与复极称为一个心电周期。电活动的目的是激发、协调心脏的机械活动。正常情况下，心脏的电激动起源于窦房结，经房室传导系统至心肌细胞，引发心肌的机械活动。由此而知，心脏的活动是先电活动后机械活动，依据电传导的先后，心房与心室呈顺序的收缩或舒张。当心室收缩时，心房舒张；当心室舒张时，心房收缩（图1-11）。

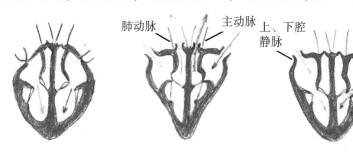

左、右心房收缩，分别将血液挤压至左、右心室　　左、右心室收缩，分别将血液"泵"至主动脉和肺动脉　　全心舒张，血液经静脉被吸进左、右心房

图1-11　心脏的活动

### (三) 联想记忆

联想记忆如图1-12所示。

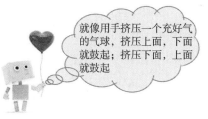

就像用手挤压一个充好气的气球，挤压上面，下面就鼓起；挤压下面，上面就鼓起

图1-12　联想记忆

# 第二节　心电图基础知识

## 一、概述

### （一）概念

心电图（electrocardiogram，ECG）是利用心电图机从体表记录心脏每一心动周期所产生电活动变化的动态曲线图形（图1-13）。反映心脏电场在体表电位的变化。

　　心电图检查是针对心脏生物电活动的无创性检查手段，是一种在人体体表安放电极，通过导联线将心脏电活动在人体形成的电位差，通过仪器描记在心电图纸上的一种技术。

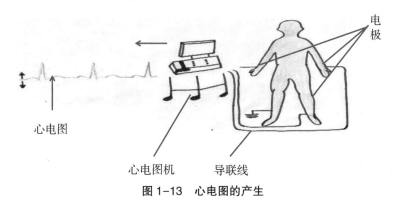

图1-13　心电图的产生

### （二）心电图的临床应用

　　心电图检查已经成为心血管疾病不可缺少的诊断工具，但心电图检查的核心是心脏的电学检查，心电图所记录的是心脏肌肉兴奋引起的电现象，正常心电图并不代表患者的心脏正常，异常心电图也不能证明心脏一定有疾病。因此，应明确心电图是一种工具，而不是一个独立的结果。因此，心电图判断结果必须与临床相结合。

　　心电图主要有以下用途。

　　（1）明确心电起源和传导异常，用于心律失常的诊断和治疗。

　　（2）用于诊断心肌梗死、损伤、缺血及定位。

　　（3）用于明确药物及电解质的影响。

（4）用于急危重症患者病情监护。

（5）用于评估心脏起搏器功能。

（6）用于体检及心脏疾病筛查。

（7）其他用途。

## 二、心电图导联

心脏的电活动信号被贴附在肢体及胸前的电极探测到，并通过导线传输到心电图机。临床上通常使用标准 12 导联（lead system）。

心电图机记录的是不同部位的电极间的电活动电位差，记录的电活动图像称为"导联"。不同导联记录的心电图是从不同方向"观测"心脏的电活动。因此只要理解并记住不同导联所代表的心电活动角度，则心电图的解读就很容易了。

### （一）心电图的标准 12 导联

理论上，将 2 个电极（正、负极）置于人体表面上任何 2 点都可以记录到心电波形。但为了统一，目前国际上公认的 12 导联心电图体系是：

肢体导联 $\begin{cases} \text{标准导联：} \text{I}、\text{II}、\text{III} \\ \text{加压肢体导联：aVL、aVR、aVF} \end{cases}$

胸导联：$V_1$、$V_2$、$V_3$、$V_4$、$V_5$、$V_6$

特殊情况下加做 $V_{3R} \sim V_{6R}$、$V_7 \sim V_9$ 导联，以弥补 12 导联的不足，称为18 导联。

1. 标准导联　标准导联为 Einthoven（荷兰生理学家，获 1924 年诺贝尔生理学或医学奖）最早研究、使用的导联方法，于四肢各置一电极，分别记录 2 个电极之间的电位差（图 1-14）。

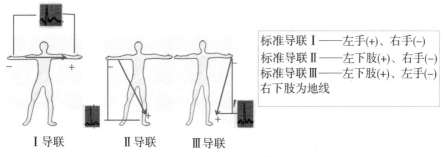

标准导联 I ——左手(+)、右手(-)
标准导联 II ——左下肢(+)、右手(-)
标准导联 III ——左下肢(+)、左手(-)
右下肢为地线

I 导联　　II 导联　　III 导联

**图 1-14　标准导联**

2. 加压肢体导联　加压肢体导联是右上肢、左上肢、左下肢中任何一个为正极，其余两个结合的电极为负极（图1-15）。

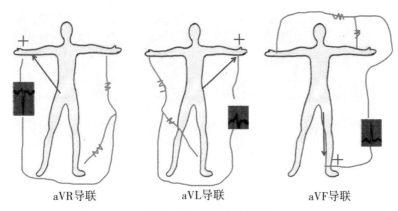

aVR导联　　　　　　aVL导联　　　　　　aVF导联

**图1-15　加压肢体导联**

aVR 导联：探查电极（右上肢），中心电端（左上肢+左下肢）。

aVL 导联：探查电极（左上肢），中心电端（右上肢+左下肢）。

aVF 导联：探查电极（左下肢），中心电端（左上肢+右上肢）。

3. 胸导联（chest leads）　　胸导联是电极置于胸壁的导联，即将探查电极放置于胸壁特定部位作为正极，负极为中心电端（图1-16）。

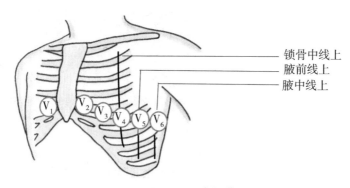

锁骨中线上
腋前线上
腋中线上

**图1-16　胸导联**

$V_1$：胸骨右缘第 4 肋间。

$V_2$：胸骨左缘第 4 肋间。

$V_3$：$V_2$ 与 $V_4$ 两点连线的中点。

$V_4$：左锁骨中线与第 5 肋间相交处。

$V_5$：左腋前线与 $V_4$ 同一水平处。

$V_6$：左腋中线与 $V_4$ 同一水平处。

除此之外，根据需要有时增加以下导联进行记录。

$V_7$：左腋后线与 $V_4$ 同一水平处。

$V_8$：左肩胛骨线与 $V_4$ 同一水平处。

$V_9$：左脊柱旁线与 $V_4$ 同一水平处。

当怀疑右位心和右心室心肌梗死时，追加右侧胸部导联进行记录（图 1-17）。

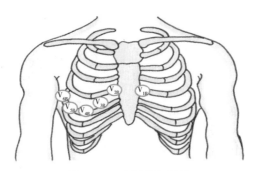

图 1-17　右侧胸部导联

$V_{1R}$：与 $V_2$ 相同，位于胸骨左缘第 4 肋间。

$V_{2R}$：与 $V_1$ 相同，位于胸骨右缘第 4 肋间。

$V_{3R}$：$V_{2R}$ 和 $V_{4R}$ 两点连线的中心。

$V_{4R}$：右锁骨中线与第 5 肋间相交处。

$V_{5R}$：右腋前线上与 $V_{4R}$ 同样高度。

$V_{6R}$：右腋中线上与 $V_{4R}$ 同样高度。

## （二）心电图导联的连接

为便于识别，所有的心电图记录仪都遵循这样的"惯例"——将电极标识成不同的颜色并注明英文缩写（表 1-3、表 1-4）。

### 表 1-3　肢体导联的颜色标识及英文缩写

| 右上肢 | 左上肢 | 左下肢 | 右下肢 |
| --- | --- | --- | --- |
| RA、红色 | LA、黄色 | LL、绿色 | RL、黑色 |

表1-4　胸壁导联的颜色标识及英文缩写

| V₁ 导联 | V₂ 导联 | V₃ 导联 | V₄ 导联 | V₅ 导联 | V₆ 导联 |
|---|---|---|---|---|---|
| V₁、红色 | V₂、黄色 | V₃、绿色 | V₄、灰色 | V₅、黑色 | V₆、紫色 |

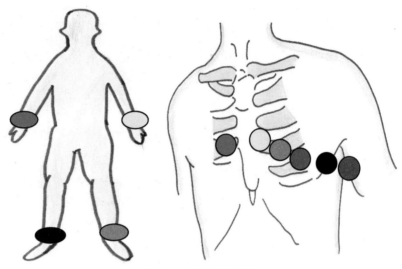

图1-18　导联的连接

注：如果不先连接肢体导联，是不可能单独记录胸壁导联心电图的。

（三）导联的心电活动角度及反映的心脏部位

1. 肢体导联　标准导联和加压肢体导联是由连接肢体的电极记录的心电活动图像，它们是从冠状面观测心电活动，也就是从正面（上、下、左、右方向）观察心电的变化。

通过测量这些导联各两点间的电位差，可以捕捉心脏的电活动。

实际的波形是从"+"极角度所看到的心脏电活动变化，即Ⅰ为左上肢的"+"极，Ⅱ、Ⅲ为左下肢的"+"极侧。探查电极对着除极方向，即描出向上的波；背离除极方向，即描出向下的波（图1-19）。

Ⅰ、Ⅱ和aVL导联是从心脏的左侧面观测心脏的电活动，Ⅲ和aVF导联是从心脏下面观测心脏的电活动，aVR导联是从右心房观测心脏的电活动（图1-20）。

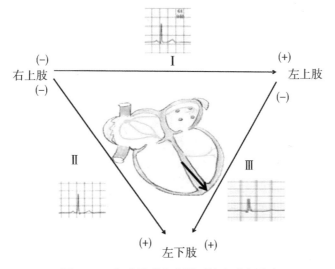

图 1-19　标准导联角度看到的心脏电活动

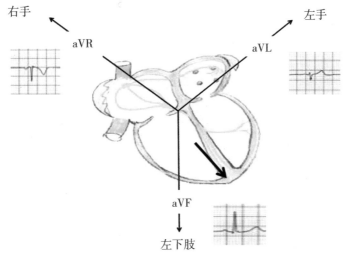

图 1-20　加压肢体导联心电活动角度

2. 胸导联　胸导联适用于从横断面观察心电的变化。可以认为胸导联是在第 4、5 肋间高度胸部横切水平面的心脏电活动投影的结果。胸前的 6 个导联（$V_1 \sim V_6$）在心脏水平面上分别从前方和左侧来观测心脏电活动（图 1-21）。

$V_1$ 和 $V_2$ 观测的是右心室，$V_3$ 和 $V_4$ 观测的是室间隔和左心室前壁，$V_5$ 和 $V_6$ 观测的是左心室的前壁和侧壁。

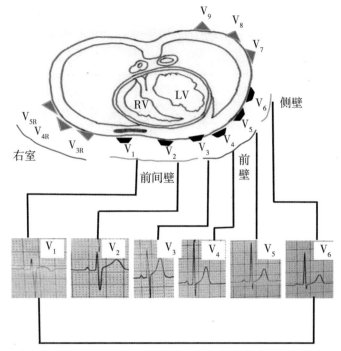

在正常心脏，V₁~V₅的 R 波递增，在 V₆又略变小。S 波递减。

**图 1-21　胸导联及其与心脏的位置关系**

## 三、心电图测量

### （一）相关概念

等电位线：等电位线是心肌在静息状态下的电位在心电图中的表现。它相当于一条基线，这条线是水平的。正常心率及心率较快时，PR 段可代表相应的等电位线。心率较慢时，一般宜采用 TP 段作为等电位线。

定标电压：定标电压也称"标准电压"，$1 mV = 10 mm$（10 小格）。它是反映机器对心电放大倍数的重要指标，直接影响到心电图波、段及振幅的准确性，每次操作前都应观察定标信号的幅度和形态是否准确。

### （二）心电图的测量

心电图机可将心脏电活动的变化记录在匀速移动的心电图纸上。心电图记录纸上有粗细两种竖线和横线。细线的间距为 1 mm，粗线的间距为 5 mm。纵线的刻度用来测量振幅（电压），横线的刻度用来测定时间（间期）（图 1-22）。

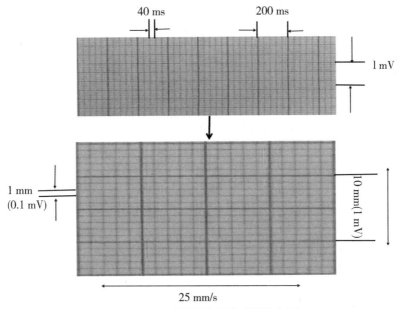

**图 1-22　心电图纸表示的时间和电压**

所有心电图机记录的速度都是一致的，其标准化速度为 25 mm/s，其记录纸上都印有标准化大小的格子。故每小格（横向）代表 0.04 s，每一大格（粗线内 5 小格）代表 0.2 s。一般采用的定标电压是 1 mV = 10 mm（10 小格），每一纵向小格代表 0.1 mV；每一纵向大格代表 0.5 mV（图 1-23）。

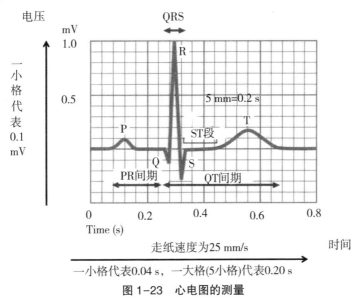

**图 1-23　心电图的测量**

测量时，等电位线有宽度，一般用下列方法测量。等电位线以 TP 段为准，因为在这段时间，心脏无电学活动，电位等于 0。

向上的振幅：自等电位线的上缘至振幅的最顶部。

向下的振幅：自等电位线的下缘至振幅的最底部。

测量各间期时，应选择振幅最大、波形清楚的导联。测量各波时间自该波起始内缘量至终末部分的内缘。

测量分析心电图时，应首先检查定标电压和走纸速度，以免影响心电图的判断（图 1-24）。

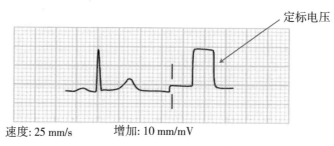

速度：25 mm/s      增加：10 mm/mV

**图 1-24 定标电压和走纸速度**

但特殊情况时，可加快走纸速度至 50～100 mm/s，此时每小格代表 0.02～0.01 s。定标电压可根据情况增高或减低调整，如心电图波幅过大，则用 0.5 mV 减半电压，计算时乘以 2；反之，若波幅过小，则用 2 mV 电压，计算时除以 2（图 1-25）。

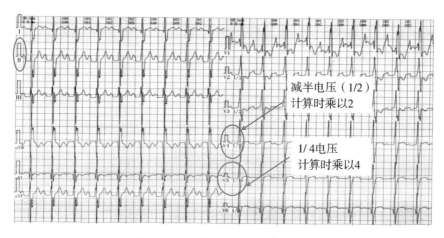

**图 1-25 调整定标电压的心电图**

（三）心率的测算

心率（heart rate）是临床上常用的重要生命体征之一。使用以下方法可以在心电图上简便快速地测算心率。

方法一：测量一个 RR 间期的秒数，然后被 60（1 min）除，所得的数为心率。

例如：R-R 间距为 0.6 s，心率＝60÷0.6＝100 次/min

方法二：心电图记录纸上每 5 个大格代表 1 s，每 300 个连在一起的大格代表 1 min。因此，在心电图记录过程中，如 QRS 波群在每个大格中记录到一次，那么其频率就是 300 次/min。即记住该图记录纸上粗线格的数字，据此估算心率（图 1-26）。

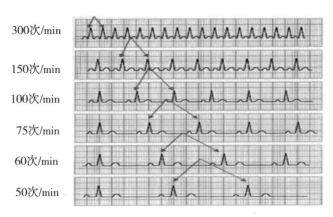

图 1-26　粗线格数粗略估算心率

四、心电轴

从额面观测的除极波在心室内传播的平均心电方向（平均 QRS 电轴）称为心电轴。心电轴的表示方法以平均心电向量与Ⅰ导联正侧段所形成的角度表示，测量方法有目测法和作图法。作图法可精确计算心电轴，临床工作中常用目测法，粗略估计心电轴。

（一）目测法

通常可根据肢体Ⅰ、Ⅲ导联 QRS 波群的主波方向，以估测心电轴的大致方位（表 1-5）。

表1-5　心电轴目测法

| 判断方法 | | Ⅰ导联 | Ⅱ导联 | Ⅲ导联 |
|---|---|---|---|---|
| 正常心电轴 | 若Ⅰ、Ⅲ导联QRS波的主波均为正向波，则可推断为正常心电轴（0°~90°） | | | |
| 心电轴右偏 | 若Ⅰ导联出现较深的负向波，则属心电轴右偏 | | | |
| 心电轴左偏 | 若Ⅲ导联出现较深的负向波，则属心电轴左偏 | | | |

## （二）心电轴的基准值

正常电轴：0°~+90°。

电轴右偏：+90°~+180°。

电轴左偏：0°~-90°。

110°以上的高度电轴右偏为异常。

0°~-30°的电轴左偏也可见于肥胖者和老年人。-30°以上的高度电轴左偏为异常。

## （三）引起电轴偏移的原因

1. 电轴左偏　左心室肥大、左束支传导阻滞、左前分支阻滞、矮胖体型、心脏左移、右心室肌萎缩或梗死等。

2. 电轴右偏　右心室肥大、右束支传导阻滞、左后分支阻滞、瘦高体型、心脏右移、左心室肌萎缩或梗死等。

## 五、心电图波形

### （一）心电图各波段及命名

正常心电图的每个心动周期由一组波形组成（图1-27），每组波形中不同的曲线有不同的名称。

心电图各波段的命名如下（图1-28）。

P波：基线上最早出现的小圆钝波为P波。

PR段：P波后的水平线为PR段。

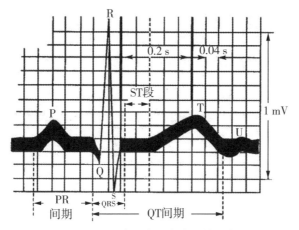

图 1-27　正常心电图各波段的组成

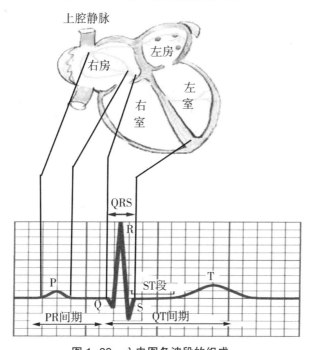

图 1-28　心电图各波段的组成

QRS 波：在 PR 段后第一个向下的波为 Q 波，之后向上的波称 R 波，R 波后第一个向下的波为 S 波，这三个紧密相连的波形统称为 QRS 波。

ST 段：QRS 波后一段水平线为 ST 段。

T 波：ST 段后出现的一个宽而缓的正向波为 T 波。

U 波：T 波后一个低而小向上的波为 U 波。

PR 间期：从 P 波开始到 QRS 开始的时间称为 PR 间期。

QRS 时间：从 Q 波开始到 S 波结束，称为 QRS 时间。

QT 间期：从 QRS 波起始到 T 波结束的时间，称为 QT 间期。

## （二）心电图波的测量及临床意义

1. P 波　P 波反映心房去极化的电位变化，是心房的除极波。P 波前半部分代表右心房激动，后半部分代表左心房激动。

时限：从 P 波开始到 P 波结束的时间，正常 P 波为 0.08 ~ 0.11 s（< 0.12 s）。

振幅：从基线到 P 波最高点，正常肢导联 P < 0.25 mV、胸导联 P < 0.15 mV。

形态：在 Ⅰ、Ⅱ、aVF、V$_3$ ~ V$_6$直立，aVR 倒置（图 1-29）。

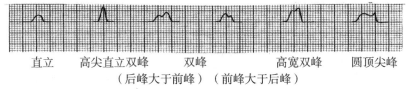

直立　　高尖直立双峰　　双峰　　　　　　高宽双峰　　圆顶尖峰
　　　　（后峰大于前峰）（前峰大于后峰）

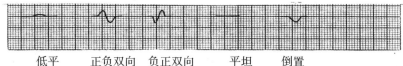

低平　　正负双向　负正双向　　　平坦　　倒置

**图 1-29　P 波的各种形态**

2. PR 间期　PR 间期代表心房去极化开始到心室去极化开始的时间，反映激动从心房经房室结、希氏束、浦肯野纤维的传导时间。

时限：PR 间期随心律的变化而变化，从 P 波开始到 QRS 波开始的时间，正常情况下，成人 PR 间期为 0.12 ~ 0.20 s；儿童 0.11 ~ 0.18 s。

形态：与基线保持同一水平线。

3. QRS 波群　QRS 波群反映心室去极化的电位变化，代表的是心室激动持续的时间。

时限：从 Q 波开始到 S 波结束的时间，正常成人为 0.06 ~ 0.10 s，平均 0.08 s；上限成人 < 0.11 s，儿童 < 0.09 s。

振幅：负向波从基线至负向波的底点。正向波从基线至正向波顶点。

形态：典型的 QRS 波群是三个紧密相连的综合波，但并非每一个 QRS 波群都必须有 Q 波、R 波、S 波，可以呈现为 QS 波群、QR 波群、RS 波群等（图 1-30）。

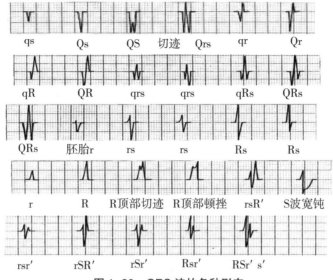

|qs|Qs|QS|切迹|Qrs|qr|Qr|
|qR|QR|qrs|qrs|qRs|QRs|
|QRs|胚胎 r|rs|rs|Rs|Rs|
|r|R|R 顶部切迹|R 顶部顿挫|rsR′|S 波宽钝|
|rsr′|rSR′|rSr′|Rsr′|RSr′s′|

**图 1-30　QRS 波的各种形态**

4. QT 间期　QT 间期反映心室去极化和复极的全过程，代表从 Q 波开始到 T 波结束的时间。

时限：QT 间期随心率的变化而变化，正常测量从 Q 波起始至 T 波结束，通常在 $V_2$、$V_3$ 导联测量，QT 间期在 0.32~0.44 s 之间。

形态：与基线保持同一水平线。

5. ST 段（图 1-31）　自 QRS 波群的终点至 T 波起点间的线段，代表心室缓慢复极过程。

形态：与基线保持同一水平线。

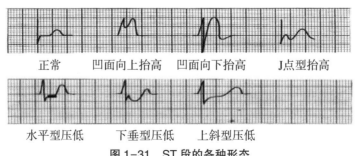

|正常|凹面向上抬高|凹面向下抬高|J 点型抬高|
|水平型压低|下垂型压低|上斜型压低|

**图 1-31　ST 段的各种形态**

6. T 波（图 1-32）　代表侧心室快速复极时的电位变化。

形态：正常 T 波形态两侧不对称，前半部斜度较平缓，后半部斜度较陡。

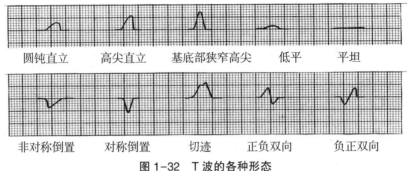

圆钝直立　　高尖直立　　基底部狭窄高尖　　低平　　平坦

非对称倒置　　对称倒置　　切迹　　正负双向　　负正双向

**图1-32　T波的各种形态**

根据你现有的ECG知识，请分析：如果左、右上肢导联顺序接反，心电图会表现为什么图形呢？

Ⅰ导联图形呈"镜样改变"，即Ⅰ导联翻转，Ⅱ、Ⅲ导联互换。aVR与aVL导联互换。但心前导联却与正常一样。

一旦发现导联连接错误，应按正确步骤重新做一份心电图。

### 小结

- 室间隔早于心室游离壁除极，且除极波从左向右跨隔传导。
- 正常心脏的左心室壁比右心室壁厚，所以左心室对ECG的影响比右心室对ECG的影响更为显著。
- 心电图机要记录的是心肌产生的电冲动信号，但它们也能探到骨骼肌的收缩。因此，做ECG时，患者保持放松、身体温暖和舒适平躺都很重要。
- 测量、分析心电图时，应首先检查定标电压和走纸速度，以免影响心电图的判断。
- 六个肢体导联在心脏冠状面分别从侧面和底面来观察心脏电活动。
- 胸前导联在心脏水平面分别从前侧和左侧来观察心脏电活动。
- 心脏的节律通常是通过P波显示最清晰的导联进行识别，一般情况下，通过Ⅱ导联识别。当一个导联单独用于记录心律时，称之为"心律长条图"。但值得注意的是，我们可以从单一导联心电图识别心律，却不能仅仅依据单一导联心电图做出诊断。
- 在临床实践中，心脏完全正常的ECG也会有很多小的变异，识别正常变异是ECG解读中的一大难题。
- 在未连接好肢体导联线情形下，单独记录胸壁导联是不可能的。

# 第三节 心律失常

## 一、概述

正常人的心脏起搏点位于窦房结，并按正常传导系统顺序激动心房和心室。心脏激动的频率、节律、起源部位、传导速度或激动次序的异常，称为心律失常（arrhythmias），其发生部位见图1-33。

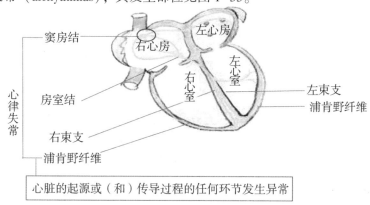

**图1-33 心律失常的发生部位**

## 二、心律失常分类

心律失常按发生的原理，可分为激动起源异常和激动传导异常（表1-6）。

**表1-6 心律失常的分类**

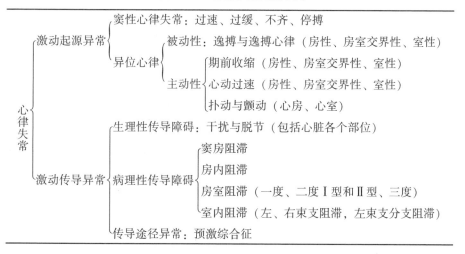

# 实战练习

题 1

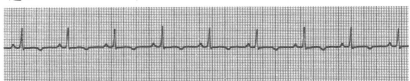

节律：　　　　　　　　心率：　　　　　　　　P 波：

PR 间期：　　　　　　　　　　　QRS 波群：

题 2

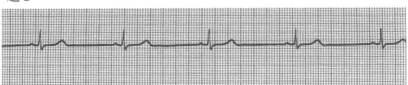

节律：　　　　　　　　心率：　　　　　　　　P 波：

PR 间期：　　　　　　　　　　　QRS 波群：

题 3

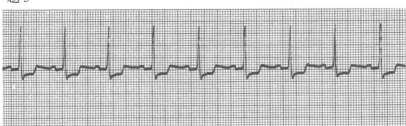

节律：　　　　　　　　心率：　　　　　　　　P 波：

PR 间期：　　　　　　　　　　　QRS 波群：

题 4

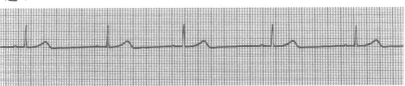

节律：　　　　　　　　心率：　　　　　　　　P 波：

PR 间期：　　　　　　　　　　　QRS 波群：

题 5

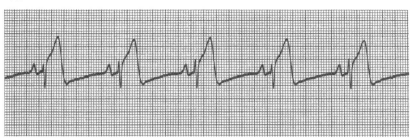

节律：　　　　　　　　心率：　　　　　　　　P 波：

PR 间期：　　　　　　　　　　　　QRS 波群：

题 6

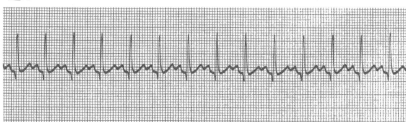

节律：　　　　　　　　心率：　　　　　　　　P 波：

PR 间期：　　　　　　　　　　　　QRS 波群：

题 7

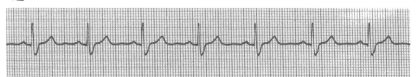

节律：　　　　　　　　心率：　　　　　　　　P 波：

PR 间期：　　　　　　　　　　　　QRS 波群：

题 8

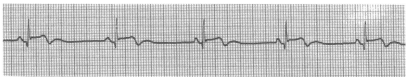

节律：　　　　　　　　心率：　　　　　　　　P 波：

PR 间期：　　　　　　　　　　　　QRS 波群：

题 9

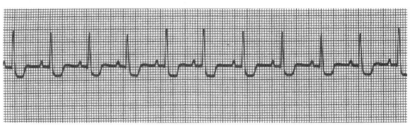

节律：　　　　　　　　心率：　　　　　　　P 波：

PR 间期：　　　　　　　　　　　　　QRS 波群：

题 10

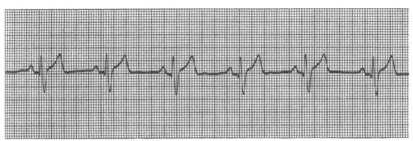

节律：　　　　　　　　心率：　　　　　　　P 波：

PR 间期：　　　　　　　　　　　　　QRS 波群：

题 11

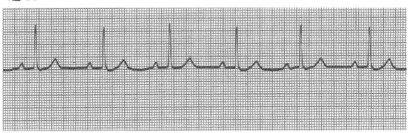

节律：　　　　　　　　心率：　　　　　　　P 波：

PR 间期：　　　　　　　　　　　　　QRS 波群：

# 第二章 窦性心律失常

## 第一节 窦性心律

### 一、概念

窦性心律（sinus rhythm）是指心律激动起源点来自窦房结的心律，频率为 60~100 次/min。

### 二、机制

窦房结可以自动、有节律地产生电流，电流按传导组织的顺序传达到心脏的各个部位，从而引起心肌细胞的收缩和舒张。窦房结每发生一次冲动，心脏就跳动一次。窦性心律是由心脏窦房结自主发放冲动，并沿着正常的传导系统有序传导的正常电活动（图 2-1）。

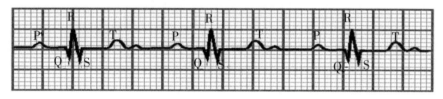

**图 2-1　窦性心律**

### 三、心电图特征

窦性心律心电图特征见图 2-2。

- 激动频率 60~100 次/min（成人）。
- P 波与 QRS 波呈现 1∶1 关系，即每个 QRS 波前都有相关 P 波，PP 间期固定。
- P 波形态 Ⅰ、Ⅱ、aVF、V$_4$~V$_6$ 直立，aVR 倒置。
- PR 间期 0.12~0.20 s，且保持恒定。

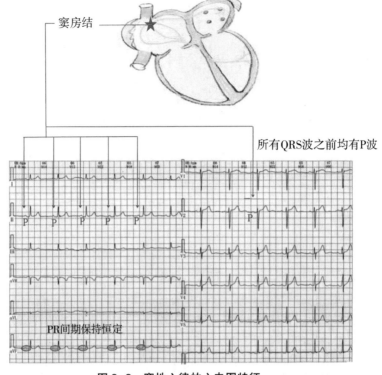

窦房结

所有QRS波之前均有P波

PR间期保持恒定

图2-2　窦性心律的心电图特征

### 四、临床症状

临床症状的轻重与有无器质性心脏病、其发生的频率及对血流动力学的影响程度和患者的精神状态有关，会有不同的临床症状。

### 五、临床意义

见于健康人，窦房结是心脏正常窦性心律的起搏点，窦性心律是由窦房结激动，引起的心房、心室正常除极而产生的节律。

# 第二节　窦性心动过缓

### 一、概念

窦性心动过缓（sinus bradycardia）是指成人窦房结发生冲动的频率低于60次/min（图2-3）。

## 二、心电图特征

- 心率：<60 次/min。
- P 波后面接着出现 QRS 波，QRS 波群正常，时间为 0.08~0.12 s。
- PR 间期：0.12~0.20 s，间期恒定。
- PP 间期和 R-R 间期规则、相等。

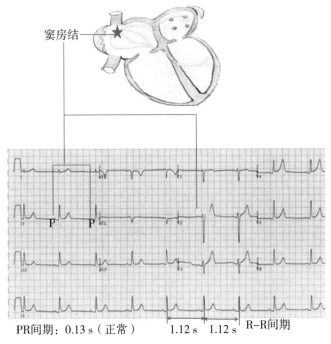

图 2-3　窦性心动过缓

## 三、临床症状

窦性心动过缓患者通常无不适症状，如因心率过慢而出现心排血量不足时，则出现胸闷、头晕、乏力等症状。

## 四、临床意义

窦性心动过缓多见于健康人睡眠状态、运动员，以及甲状腺功能减退、窦房结病变等病理状态，也可见于服用了影响心律的药物，如钙通道阻滞药、洋地黄等。

# 第三节 窦性心动过速

## 一、概念

窦性心动过速（sinus tachycardia）是指成人窦房结发放冲动的频率超过 100 次/min 的情况（图 2-4）。

## 二、心电图特征

- 激动频率 100~150 次/min（成人）。
- P 波与 QRS 波呈现 1∶1 关系，即每个 QRS 波前都有相关 P 波，PP 间期固定。
- P 波形态在 Ⅰ、Ⅱ、aVF、$V_4$~$V_6$直立，在 aVR 倒置。
- PR 间期小于 0.12 s，且保持恒定。

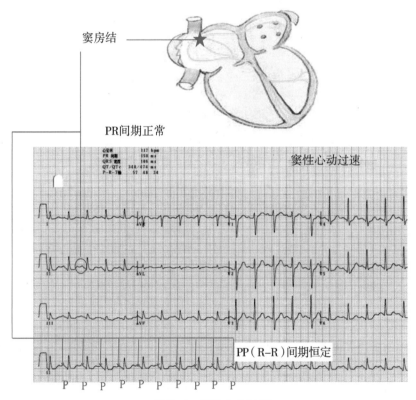

图 2-4　窦性心动过速

### 三、临床症状

通常情况下，窦性心动过速可有或不伴有心慌、胸闷症状，个别患者发作时可出现晕厥。

### 四、临床意义

窦性心动过速常见于健康人吸烟、饮茶及咖啡，以及体力活动或情绪激动时。病理状态下常见于发热、甲状腺功能亢进、贫血、休克、心力衰竭以及使用肾上腺素、阿托品等药物。

# 第四节　窦性心律不齐

### 一、概念

窦性心律不齐（sinus arrhythmia）是指窦性心律的起源未变，但节律不整，在同一导联上 PP 间期差异≥0.12 s（图 2-5）。

### 二、心电图特征

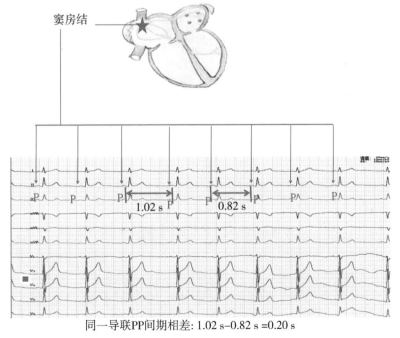

窦房结

1.02 s　　0.82 s

同一导联PP间期相差: 1.02 s−0.82 s =0.20 s

**图 2-5　窦性心律不齐**

- 心率：60~100 次/min。
- P波：所有 P 波都起源于窦房结，形态相同。
- PR 间期：0.12~0.20 s，正常。
- QRS 波群：0.08~0.12 s，一般是窄的。
- 同一导联中最长与最短 PP 间期相差≥0.12 s。

### 三、临床症状

窦性心律不齐患者一般情况下没有自觉症状，个别患者会有心慌症状。

### 四、临床意义

较常见的呼吸性窦性心律不齐多见于青少年，与呼吸有关，吸气时窦性频率加快，呼气时减慢，一般无临床意义。非呼吸性窦性心律不齐多见于心脏病患者，也见于正常人，与呼吸无关。

# 第五节　窦性停搏

### 一、概念

窦性停搏（sinus arrest）是指窦房结的自律功能低下，在窦性节律中出现窦房结激动传导一过性停止的状态。长时间内不出现 PQRS 波，窦性停搏部分的 PP 间期不是窦性节律 PP 间期的整数倍（图2-6）。

### 二、心电图特征

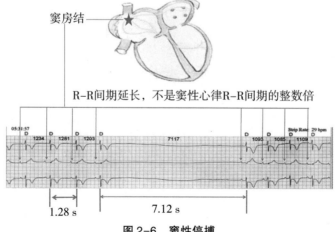

图2-6　窦性停搏

### 三、临床症状

窦性停搏时间过长而无逸搏发生，可出现眩晕、黑蒙或短暂意识障碍，严重者可发生阿-斯综合征，甚至死亡。

### 四、临床意义

窦性停搏多见于窦房结变性与纤维化、急性下壁心肌梗死、脑血管意外等病变以及迷走神经张力增高或颈动脉窦过敏。此外，应用洋地黄类药物、乙酰胆碱等药物亦可引起窦性停搏。

## 第六节　病态窦房结综合征

### 一、概念

病态窦房结综合征（sick sinus syndrome，SSS）简称病窦综合征，是由窦房结病变导致功能减退，产生多种心律失常的综合表现（图2-7）。患者可出现一种以上的房性心律失常，部分患者伴有窦房传导功能障碍。

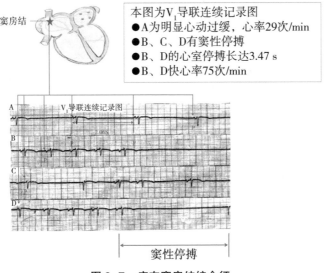

窦房结

本图为V₁导联连续记录图
● A为明显心动过缓，心率29次/min
● B、C、D有窦性停搏
● B、D的心室停搏长达3.47 s
● B、D快心率75次/min

V₁导联连续记录图

窦性停搏

图2-7　病态窦房结综合征

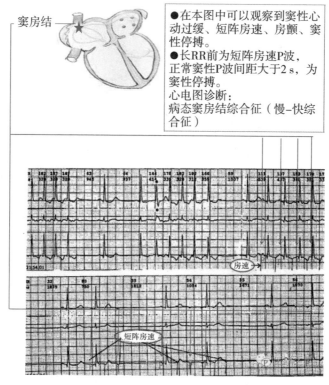

窦房结

●在本图中可以观察到窦性心动过缓、短阵房速、房颤、窦性停搏。
●长RR前为短阵房速P波，正常窦性P波间距大于2 s，为窦性停搏。
心电图诊断：
病态窦房结综合征（慢-快综合征）

房速

短阵房速

**图2-8 病态窦房结综合征（慢-快综合征）**

## 二、心电图特征

- 持续而显著的窦性心动过缓（<50 次/min）且并非由药物引起。
- 窦性停搏和窦房阻滞。
- 窦房阻滞与房室阻滞并存（长逸搏间期或伴 AVB）。
- 心动过缓-心动过速综合征（慢-快综合征），见图2-8。

## 三、临床症状

患者可出现与心动过缓相关的心、脑等脏器供血不足的症状，如发作性头晕、黑蒙、乏力等，严重者可发生晕厥。若有心动过速发作，则可出现心悸、心绞痛等症状。

## 四、临床意义

SSS 是一种缓慢进展的疾病，它常见于各种器质性心脏病、手术、创伤等引起的窦房结局部及周围组织缺血、变性、坏死、纤维化，甚至钙化等，更多见于无明显原因的特发性窦房结退行性病变，其临床表现主要为脑、心、肾等重要脏器供血不足的表现，如头晕、失眠、记忆力减退、黑蒙等，严重者出现晕厥，甚至猝死。

❓ 通常指的窦性 P 波是什么？

"窦性 P 波"是指窦性激动引起心房除极产生的 P 波，P 波往往在 II 导联直立、aVR 导联倒置；而其他异位激动也可引起心房除极，只是 P 波形态与窦性 P 波有别，常用 P′波表示。

**小结**

● 无论是快速性或缓慢性窦性心律失常，只要是窦性心律，其共同特点包括：II 导联 P 波直立，aVR 导联 P 波倒置，PR 间期≥0.12 s，QRS 波往往呈室上性，即正常宽度（窄）QRS 波。

● 窦性心动过缓，心率越慢，越容易并发窦性心律不齐。

● 窦性停搏时，长 R-R 间期与短 R-R 间期无倍数关系。

● 窄 QRS 波意味着来自室上性的电指令引起心室除极，心电和机械均较稳定。

● 慢频率 QRS 波意味着被动型、推迟、逸搏、慢速型的性质，在此情况下不可使用抗心律失常药物。

● 若患者无心动过缓有关的症状，不必治疗，仅定期随诊观察。对于有症状的病态窦房结综合征患者，应接受起搏器治疗。

● 慢-快综合征患者发作性心动过速，单独应用抗心律失常药物治疗可能加重心动过缓，应用起搏器治疗后，患者仍有心动过速发作，可同时应用抗心律失常药物。

# 实战练习

题 1

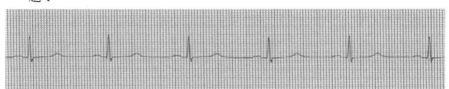

节律：     心率：     P 波：

PR 间期：    QRS 波群：   节律解释：

题 2

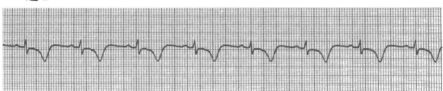

节律：     心率：     P 波：

PR 间期：    QRS 波群：   节律解释：

题 3

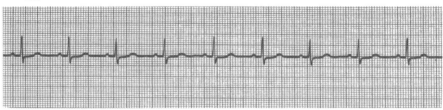

节律：     心率：     P 波：

PR 间期：    QRS 波群：   节律解释：

题 4

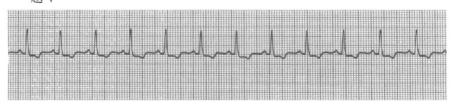

节律：     心率：     P 波：

PR 间期：    QRS 波群：   节律解释：

题 5

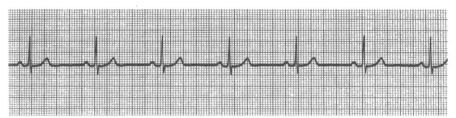

节律： 心率： P 波：

PR 间期： QRS 波群： 节律解释：

题 6

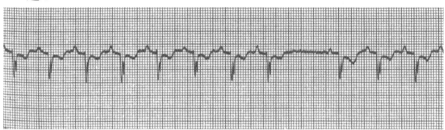

节律： 心率： P 波：

PR 间期： QRS 波群： 节律解释：

题 7

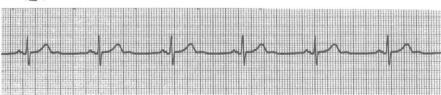

节律： 心率： P 波：

PR 间期： QRS 波群： 节律解释：

题 8

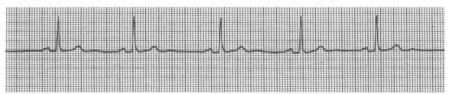

节律： 心率： P 波：

PR 间期： QRS 波群： 节律解释：

题 9

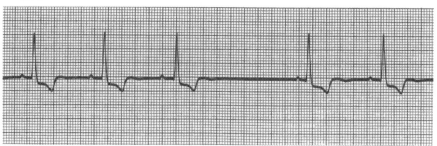

节律：                                    心率：                                  P 波：

PR 间期：                             QRS 波群：                        节律解释：

题 10

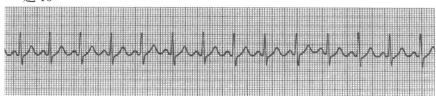

节律：                                    心率：                                  P 波：

PR 间期：                             QRS 波群：                        节律解释：

题 11

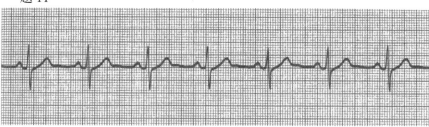

节律：                                    心率：                                  P 波：

PR 间期：                             QRS 波群：                        节律解释：

题 12

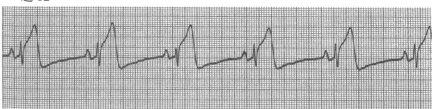

节律：                                    心率：                                  P 波：

PR 间期：                             QRS 波群：                        节律解释：

题 13

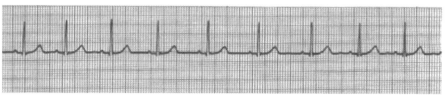

节律：                    心率：                    P 波：

PR 间期：                 QRS 波群：                节律解释：

题 14

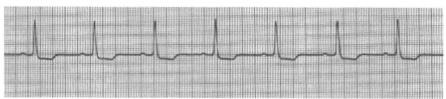

节律：                    心率：                    P 波：

PR 间期：                 QRS 波群：                节律解释：

题 15

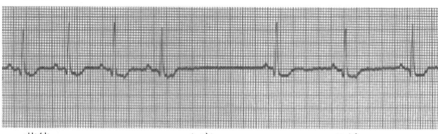

节律：                    心率：                    P 波：

PR 间期：                 QRS 波群：                节律解释：

题 16

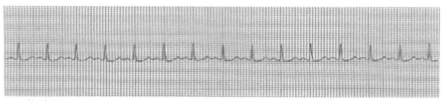

节律：                    心率：                    P 波：

PR 间期：                 QRS 波群：                节律解释：

题 17

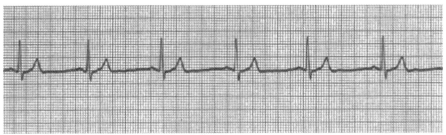

节律：　　　　　　　　心率：　　　　　　　　P 波：

PR 间期：　　　　　　　QRS 波群：　　　　　　节律解释：

题 18

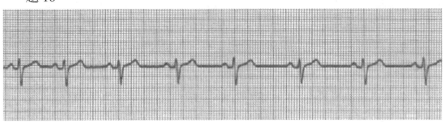

节律：　　　　　　　　心率：　　　　　　　　P 波：

PR 间期：　　　　　　　QRS 波群：　　　　　　节律解释：

题 19

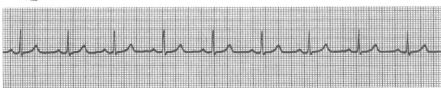

节律：　　　　　　　　心率：　　　　　　　　P 波：

PR 间期：　　　　　　　QRS 波群：　　　　　　节律解释：

题 20

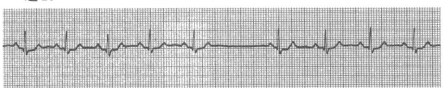

节律：　　　　　　　　心率：　　　　　　　　P 波：

PR 间期：　　　　　　　QRS 波群：　　　　　　节律解释：

题 21

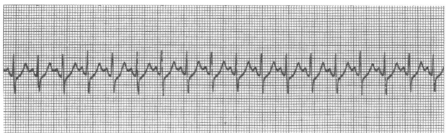

节律：　　　　　　　　　　心率：　　　　　　　　P 波：

PR 间期：　　　　　　　　QRS 波群：　　　　　　节律解释：

题 22

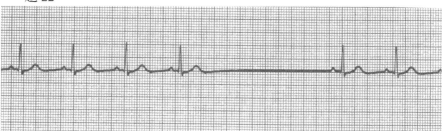

节律：　　　　　　　　　　心率：　　　　　　　　P 波：

PR 间期：　　　　　　　　QRS 波群：　　　　　　节律解释：

题 23

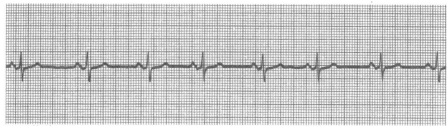

节律：　　　　　　　　　　心率：　　　　　　　　P 波：

PR 间期：　　　　　　　　QRS 波群：　　　　　　节律解释：

题 24

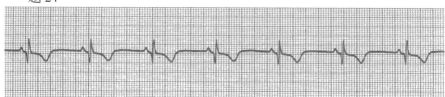

节律：　　　　　　　　　　心率：　　　　　　　　P 波：

PR 间期：　　　　　　　　QRS 波群：　　　　　　节律解释：

题 25

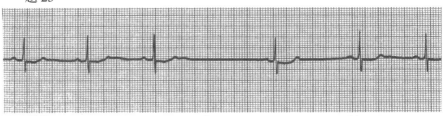

节律：　　　　　　　　　心率：　　　　　　　　P 波：

PR 间期：　　　　　　　QRS 波群：　　　　　　节律解释：

题 26

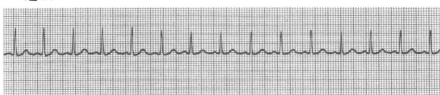

节律：　　　　　　　　　心率：　　　　　　　　P 波：

PR 间期：　　　　　　　QRS 波群：　　　　　　节律解释：

题 27

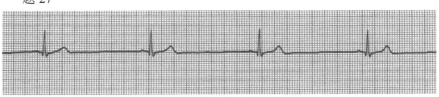

节律：　　　　　　　　　心率：　　　　　　　　P 波：

PR 间期：　　　　　　　QRS 波群：　　　　　　节律解释：

题 28

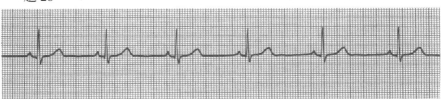

节律：　　　　　　　　　心率：　　　　　　　　P 波：

PR 间期：　　　　　　　QRS 波群：　　　　　　节律解释：

题 29

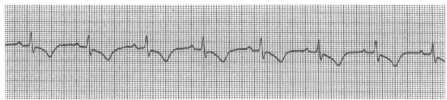

节律：　　　　　　　　　　心率：　　　　　　　　　　P 波：

PR 间期：　　　　　　　　QRS 波群：　　　　　　　　节律解释：

题 30

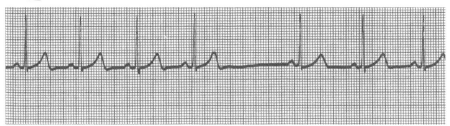

节律：　　　　　　　　　　心率：　　　　　　　　　　P 波：

PR 间期：　　　　　　　　QRS 波群：　　　　　　　　节律解释：

题 31

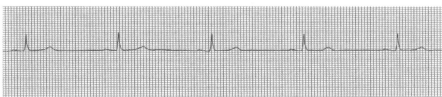

节律：　　　　　　　　　　心率：　　　　　　　　　　P 波：

PR 间期：　　　　　　　　QRS 波群：　　　　　　　　节律解释：

题 32

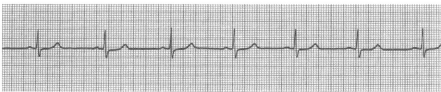

节律：　　　　　　　　　　心率：　　　　　　　　　　P 波：

PR 间期：　　　　　　　　QRS 波群：　　　　　　　　节律解释：

题 33

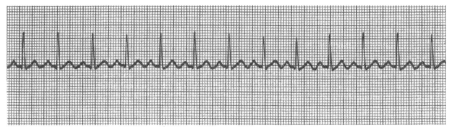

节律： 心率： P 波：

PR 间期： QRS 波群： 节律解释：

题 34

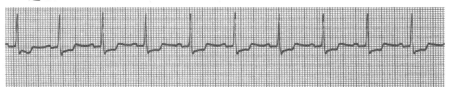

节律： 心率： P 波：

PR 间期： QRS 波群： 节律解释：

题 35

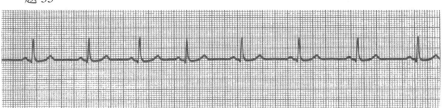

节律： 心率： P 波：

PR 间期： QRS 波群： 节律解释：

题 36

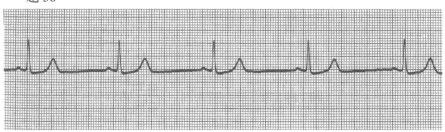

节律： 心率： P 波：

PR 间期： QRS 波群： 节律解释：

题 37

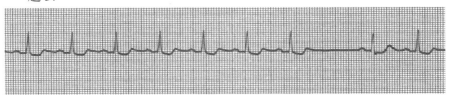

节律： 心率： P 波：

PR 间期： QRS 波群： 节律解释：

题 38

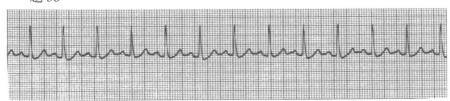

节律： 心率： P 波：

PR 间期： QRS 波群： 节律解释：

题 39

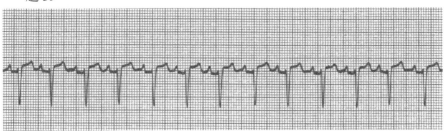

节律： 心率： P 波：

PR 间期： QRS 波群： 节律解释：

题 40

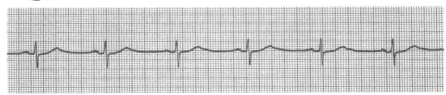

节律： 心率： P 波：

PR 间期： QRS 波群： 节律解释：

题 41

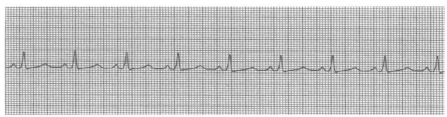

节律：　　　　　　　　　　心率：　　　　　　　　　P 波：

PR 间期：　　　　　　　　 QRS 波群：　　　　　　　节律解释：

题 42

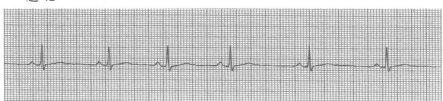

节律：　　　　　　　　　　心率：　　　　　　　　　P 波：

PR 间期：　　　　　　　　 QRS 波群：　　　　　　　节律解释：

题 43

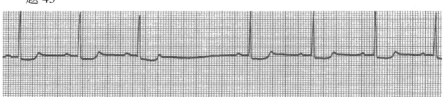

节律：　　　　　　　　　　心率：　　　　　　　　　P 波：

PR 间期：　　　　　　　　 QRS 波群：　　　　　　　节律解释：

题 44

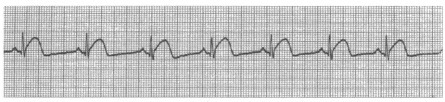

节律：　　　　　　　　　　心率：　　　　　　　　　P 波：

PR 间期：　　　　　　　　 QRS 波群：　　　　　　　节律解释：

题 45

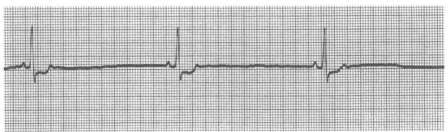

节律：                     心率：                     P 波：

PR 间期：                  QRS 波群：                 节律解释：

题 46

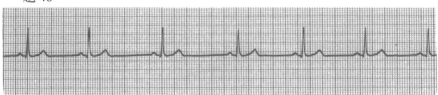

节律：                     心率：                     P 波：

PR 间期：                  QRS 波群：                 节律解释：

题 47

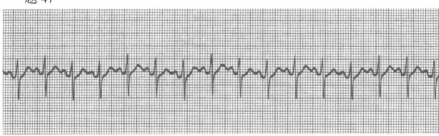

节律：                     心率：                     P 波：

PR 间期：                  QRS 波群：                 节律解释：

题 48

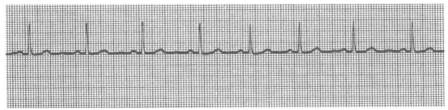

节律：                     心率：                     P 波：

PR 间期：                  QRS 波群：                 节律解释：

题 49

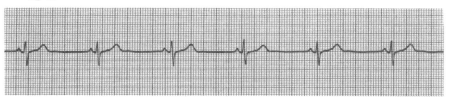

节律：　　　　　　　　　心率：　　　　　　　　P 波：

PR 间期：　　　　　　　QRS 波群：　　　　　节律解释：

题 50

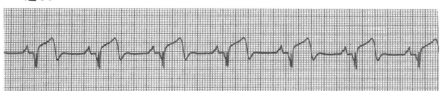

节律：　　　　　　　　　心率：　　　　　　　　P 波：

PR 间期：　　　　　　　QRS 波群：　　　　　节律解释：

题 51

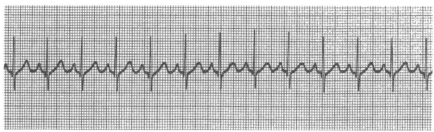

节律：　　　　　　　　　心率：　　　　　　　　P 波：

PR 间期：　　　　　　　QRS 波群：　　　　　节律解释：

题 52

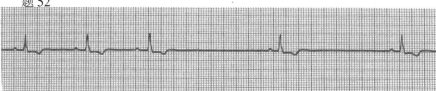

节律：　　　　　　　　　心率：　　　　　　　　P 波：

PR 间期：　　　　　　　QRS 波群：　　　　　节律解释：

题 53

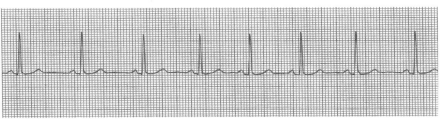

节律：　　　　　　　　　　心率：　　　　　　　　　P 波：

PR 间期：　　　　　　　　QRS 波群：　　　　　　节律解释：

题 54

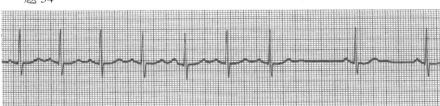

节律：　　　　　　　　　　心率：　　　　　　　　　P 波：

PR 间期：　　　　　　　　QRS 波群：　　　　　　节律解释：

题 55

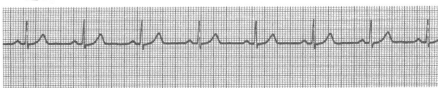

节律：　　　　　　　　　　心率：　　　　　　　　　P 波：

PR 间期：　　　　　　　　QRS 波群：　　　　　　节律解释：

题 56

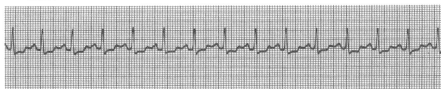

节律：　　　　　　　　　　心率：　　　　　　　　　P 波：

PR 间期：　　　　　　　　QRS 波群：　　　　　　节律解释：

题 57

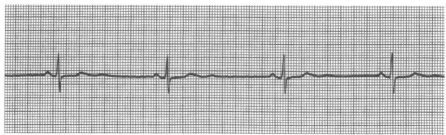

节律：              心率：             P 波：

PR 间期：         QRS 波群：       节律解释：

题 58

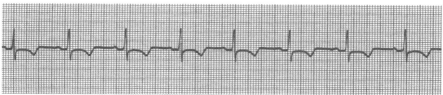

节律：              心率：             P 波：

PR 间期：         QRS 波群：       节律解释：

题 59

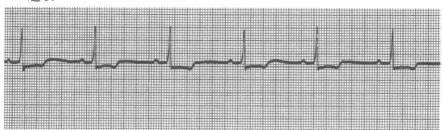

节律：              心率：             P 波：

PR 间期：         QRS 波群：       节律解释：

题 60

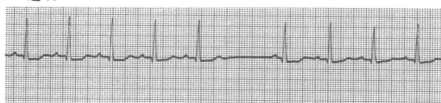

节律：              心率：             P 波：

PR 间期：         QRS 波群：       节律解释：

题 61

节律：             心率：             P 波：

PR 间期：          QRS 波群：         节律解释：

题 62

节律：             心率：             P 波：

PR 间期：          QRS 波群：         节律解释：

题 63

节律：             心率：             P 波：

PR 间期：          QRS 波群：         节律解释：

题 64

节律：             心率：             P 波：

PR 间期：          QRS 波群：         节律解释：

题 65

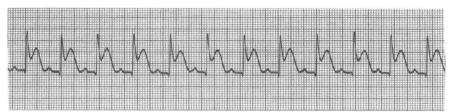

节律：　　　　　　　　　　心率：　　　　　　　　P 波：

PR 间期：　　　　　　　　QRS 波群：　　　　　　节律解释：

题 66

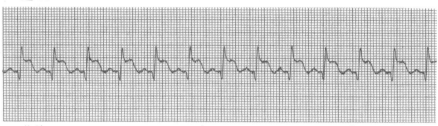

节律：　　　　　　　　　　心率：　　　　　　　　P 波：

PR 间期：　　　　　　　　QRS 波群：　　　　　　节律解释：

题 67

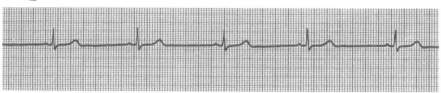

节律：　　　　　　　　　　心率：　　　　　　　　P 波：

PR 间期：　　　　　　　　QRS 波群：　　　　　　节律解释：

题 68

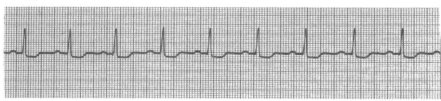

节律：　　　　　　　　　　心率：　　　　　　　　P 波：

PR 间期：　　　　　　　　QRS 波群：　　　　　　节律解释：

题 69

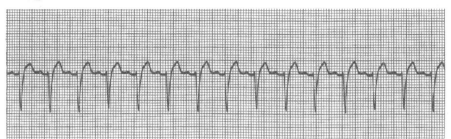

节律：　　　　　　　　　心率：　　　　　　　　P 波：

PR 间期：　　　　　　　QRS 波群：　　　　　　节律解释：

题 70

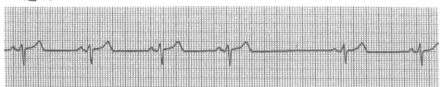

节律：　　　　　　　　　心率：　　　　　　　　P 波：

PR 间期：　　　　　　　QRS 波群：　　　　　　节律解释：

题 71

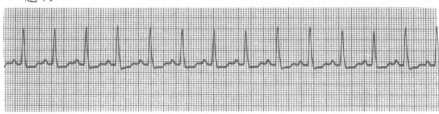

节律：　　　　　　　　　心率：　　　　　　　　P 波：

PR 间期：　　　　　　　QRS 波群：　　　　　　节律解释：

题 72

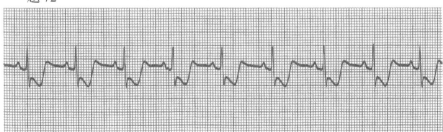

节律：　　　　　　　　　心率：　　　　　　　　P 波：

PR 间期：　　　　　　　QRS 波群：　　　　　　节律解释：

题 73

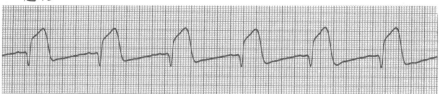

节律：                 心率：                 P 波：

PR 间期：              QRS 波群：            节律解释：

题 74

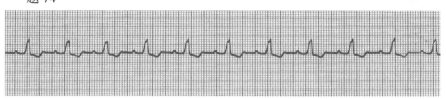

节律：                 心率：                 P 波：

PR 间期：              QRS 波群：            节律解释：

题 75

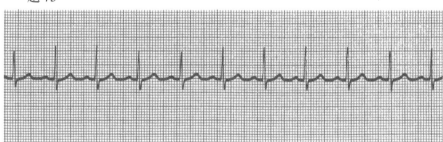

节律：                 心率：                 P 波：

PR 间期：              QRS 波群：            节律解释：

题 76

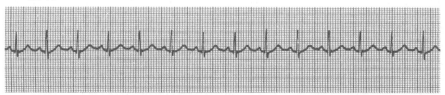

节律：                 心率：                 P 波：

PR 间期：              QRS 波群：            节律解释：

题 77

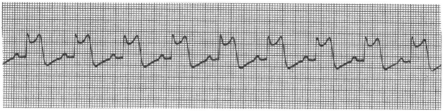

节律：　　　　　　　　心率：　　　　　　　　P 波：

PR 间期：　　　　　　QRS 波群：　　　　　　节律解释：

题 78

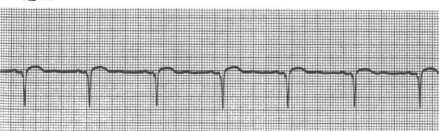

节律：　　　　　　　　心率：　　　　　　　　P 波：

PR 间期：　　　　　　QRS 波群：　　　　　　节律解释：

题 79

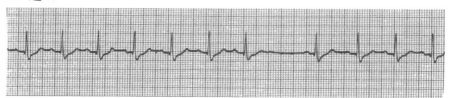

节律：　　　　　　　　心率：　　　　　　　　P 波：

PR 间期：　　　　　　QRS 波群：　　　　　　节律解释：

题 80

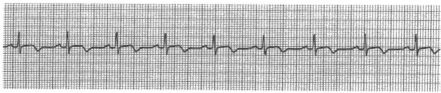

节律：　　　　　　　　心率：　　　　　　　　P 波：

PR 间期：　　　　　　QRS 波群：　　　　　　节律解释：

题 81

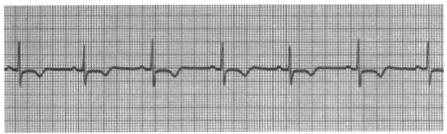

节律：　　　　　　　　心率：　　　　　　　　P 波：

PR 间期：　　　　　　　QRS 波群：　　　　　　节律解释：

题 82

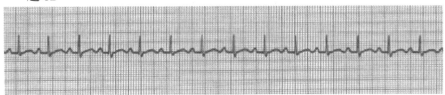

节律：　　　　　　　　心率：　　　　　　　　P 波：

PR 间期：　　　　　　　QRS 波群：　　　　　　节律解释：

题 83

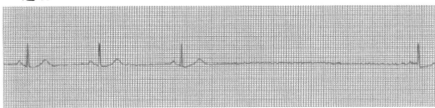

节律：　　　　　　　　心率：　　　　　　　　P 波：

PR 间期：　　　　　　　QRS 波群：　　　　　　节律解释：

题 84

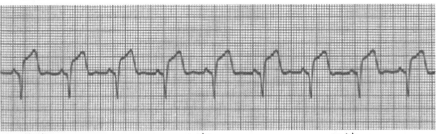

节律：　　　　　　　　心率：　　　　　　　　P 波：

PR 间期：　　　　　　　QRS 波群：　　　　　　节律解释：

题 85

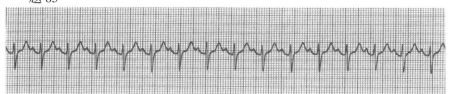

节律：　　　　　　　　　心率：　　　　　　　　　P 波：

PR 间期：　　　　　　　QRS 波群：　　　　　　节律解释：

题 86

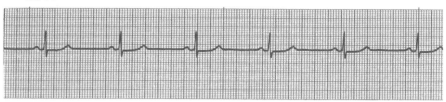

节律：　　　　　　　　　心率：　　　　　　　　　P 波：

PR 间期：　　　　　　　QRS 波群：　　　　　　节律解释：

题 87

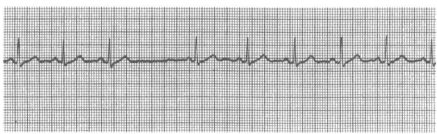

节律：　　　　　　　　　心率：　　　　　　　　　P 波：

PR 间期：　　　　　　　QRS 波群：　　　　　　节律解释：

题 88

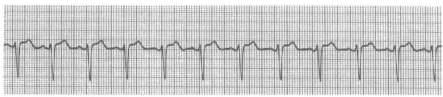

节律：　　　　　　　　　心率：　　　　　　　　　P 波：

PR 间期：　　　　　　　QRS 波群：　　　　　　节律解释：

题 89

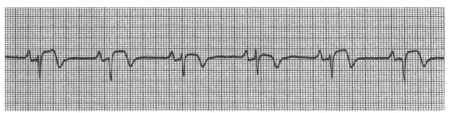

节律：　　　　　　　　　心率：　　　　　　　　P 波：

PR 间期：　　　　　　　　QRS 波群：　　　　　　节律解释：

题 90

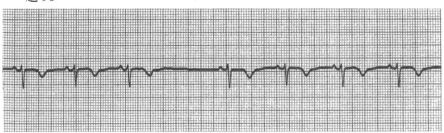

节律：　　　　　　　　　心率：　　　　　　　　P 波：

PR 间期：　　　　　　　　QRS 波群：　　　　　　节律解释：

题 91

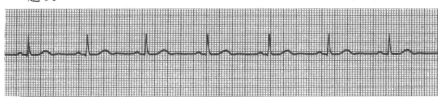

节律：　　　　　　　　　心率：　　　　　　　　P 波：

PR 间期：　　　　　　　　QRS 波群：　　　　　　节律解释：

题 92

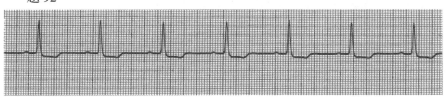

节律：　　　　　　　　　心率：　　　　　　　　P 波：

PR 间期：　　　　　　　　QRS 波群：　　　　　　节律解释：

题 93

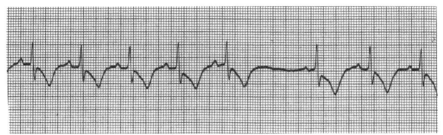

节律：                心率：                P 波：

PR 间期：              QRS 波群：            节律解释：

题 94

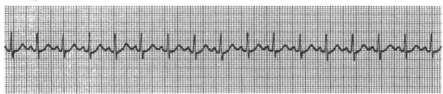

节律：                心率：                P 波：

PR 间期：              QRS 波群：            节律解释：

题 95

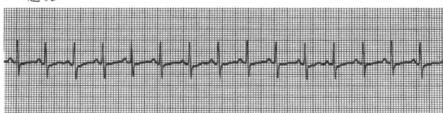

节律：                心率：                P 波：

PR 间期：              QRS 波群：            节律解释：

题 96

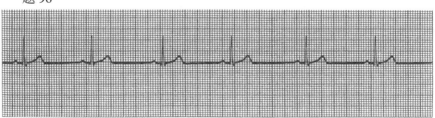

节律：                心率：                P 波：

PR 间期：              QRS 波群：            节律解释：

题 97

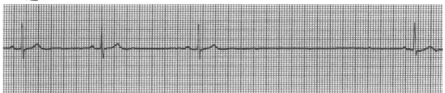

节律：　　　　　　　　　心率：　　　　　　　　　P 波：

PR 间期：　　　　　　　　QRS 波群：　　　　　　　节律解释：

题 98

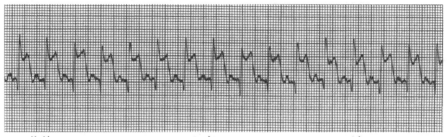

节律：　　　　　　　　　心率：　　　　　　　　　P 波：

PR 间期：　　　　　　　　QRS 波群：　　　　　　　节律解释：

题 99

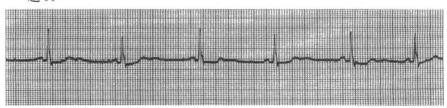

节律：　　　　　　　　　心率：　　　　　　　　　P 波：

PR 间期：　　　　　　　　QRS 波群：　　　　　　　节律解释：

# 第三章　期前收缩

## 第一节　概　述

### 一、概念

期前收缩（premature contraction）是指起源于窦房结以外的异位起搏点提前发出的激动，也称过早搏动。期前收缩是临床上最常见的心律失常。

### 二、分类

根据异位搏动发生的部位对期前收缩进行分类（图3-1）。

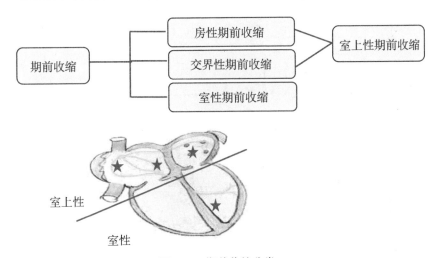

**图 3-1　期前收缩分类**

- 室性期前收缩最为常见，房性次之，交界性比较少见。
- 有时房性期前收缩和交界性期前收缩的区别较为困难，故也将两者合称为室上性期前收缩。

### 三、机制

期前收缩发生机制有以下几种：①折返激动；②触发活动；③异位起搏点的兴奋性增高。

# 第二节　房性期前收缩

## 一、概念

房性期前收缩（atrial premature beats）是心房某部位的兴奋性异常增高，比窦房结引起的激动提前到达心房，而引起的心房收缩（图3-2）。

## 二、心电图特征

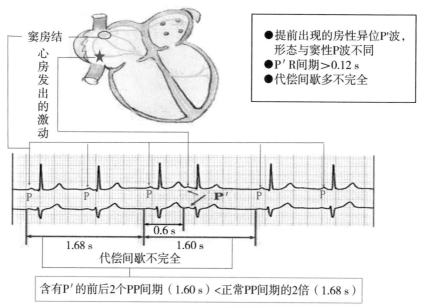

●提前出现的房性异位P'波，形态与窦性P波不同
●P'R间期>0.12 s
●代偿间歇多不完全

图3-2　房性期前收缩

## 三、临床症状

频发房性期前收缩者因心室充盈时间缩短，心室充盈减少，心排血量减少，可出现脉搏减弱，甚至不能触及，也可有胸闷、心悸、乏力、心脏停搏感，偶发房性期前收缩者可无明显症状。

## 四、临床意义

偶发的房性期前收缩较常见于正常人，与情绪紧张、疲惫，以及大量吸烟、饮酒、喝咖啡等有关，但频发房性期前收缩在健康人群中少见。

频发、多源性房性期前收缩，多见于严重电解质紊乱、器质性心脏病（冠心病、心肌病、二尖瓣病变、甲亢性心脏病等），以及患心房疾病或心房扩大者。

房性期前收缩常作为一种触发活动而引起或诱发折返性室上性心动过速、心房扑动或心房颤动。

注：期前收缩代偿间歇是指期前收缩后至恢复基本心搏的一段较长的间歇（P′P 或 R′R 间歇），又称期前收缩后间歇。

# 第三节　交界性期前收缩

## 一、概念

房室交界性期前收缩（premature atrioventricular junctional beats）简称交界性期前收缩，冲动起源于房室交界区，可前向和逆向传导，分别产生提前发生的 QRS 波与逆行 P 波。逆行 P 波可位于 QRS 波之前（PR 间期<0.12 s）、之中或之后（RP 间期<0.20 s）。

## 二、心电图特征

● 提前出现与正常窦性心搏相同形态的 QRS 波群。

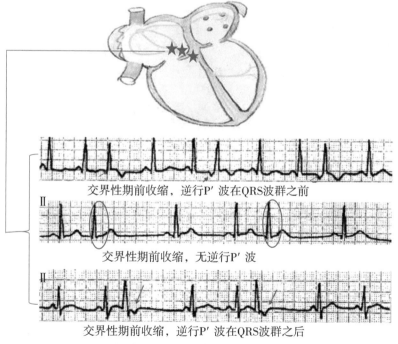

图 3-3　交界性期前收缩

• 提前发生的逆行 P′波，可在 QRS 波前、中、后。P′波在前，RP′< 0.12 s；P′波在中则看不到 P′；P′波在后，RP′<0.20 s。

• 代偿间歇一般为完全性代偿间歇，也可为不完全性代偿间歇。

### 三、临床症状

交界性期前收缩的临床症状与房性期前收缩相同。

### 四、临床意义

偶发交界性期前收缩可见于正常人，频发、持续存在者见于器质性心脏病，如风湿性心脏病、冠心病、先天性心脏病、心肌病、心肌炎，也见于洋地黄中毒、低钾血症。

## 第四节　室性期前收缩

### 一、概念

室性期前收缩（ventricular premature beats）是指起源于希氏束以下部位发生的兴奋所引起的激动，即心室内异位起搏点提前发出冲动所引起的心室搏动。

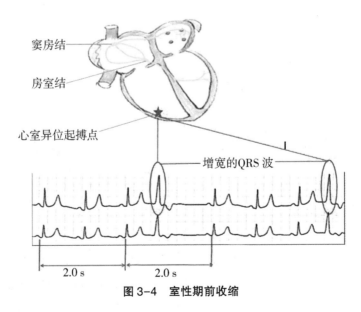

图 3-4　室性期前收缩

## 二、心电图特征

- 提前出现的宽大畸形的 QRS 波，其前无相关的 P 波。
- QRS 波时限≥0.12 s。
- 完全性代偿间歇。
- 室性期前收缩可呈单形性，也可呈多形性，后者多为病理性。
- 室性期前收缩落在前一个心搏的 T 波上，称为 R on T 型室性期前收缩。

## 三、临床症状

临床表现的轻重与有无器质性心脏病和室性期前收缩发生频率、性质，以及血流动力学的影响程度和患者的精神状态有关。偶发的室性期前收缩患者多无明显临床症状，或仅有心悸、心脏"停跳"感，频繁的室性期前收缩可有头昏、乏力、胸闷、气急、出汗等症状，冠心病患者甚至可诱发心绞痛。

## 四、临床意义

室性期前收缩的临床意义与基础心脏病的类型和严重程度有关，当发生室性期前收缩时首先分析期前收缩的原因，根据临床表现和检查结果，正确评估室性早搏。若无器质性心脏病，室性期前收缩不影响健康和寿命，无须药物治疗。若存在基础疾病并有临床症状时，应做相应检查。高危险性室性期前收缩必须立即治疗，如 R on T 型、多发性室性期前收缩等。

出现期前收缩怎么办

一般室上性期前收缩安全性较大，而室性期前收缩危险性较大。故临床上处理室性心律失常比处理室上性心律失常要积极、迅速得多。因此，若出现频发、二联律、三联律、多源性、多形性、成对的室性期前收缩要及时干预。R on T 型室性期前收缩易诱发室性心动过速，要及时通知主管医生。

**小结**

- 期前收缩是起源于窦房结以外的异位起搏点提前发出的激动，又称过早搏动，是临床上最常见的心律失常。
- 期前收缩的发生机制包括折返激动、触发活动、异位起搏点的兴奋性增高。
- 单源性期前收缩：指期前收缩来自同一异位起搏点或有固定的折返途

径，其形态、联律间期相同。

●多源性期前收缩：指在同一导联中出现 2 种或 2 种以上形态及联律间期互不相同的异位搏动。

●频发期前收缩：依据出现的频率可分为偶发和频发期前收缩。偶发期前收缩，期前收缩数目≤5 次/min；频发期前收缩，期前收缩数目≥6 次/min。

●T 波还未完全结束时产生期前收缩，也就是说在 T 波顶点前 30 ms 处出现的室性期前收缩，叫作 R on T 型室性期前收缩。T 波的顶点前 30 ms 为心室易损期，该处受到刺激，有时会诱发室性心动过速和心室颤动。所以 R on T 型室性期前收缩是一种危险的心律失常，必须立即处理。

## 实战练习

题 1

节律：　　　　　　　心率：　　　　　　　P 波：

PR 间期：　　　　　　QRS 波群：　　　　　节律解释：

题 2

节律：　　　　　　　心率：　　　　　　　P 波：

PR 间期：　　　　　　QRS 波群：　　　　　节律解释：

题 3

节律：　　　　　　　心率：　　　　　　　P 波：

PR 间期：　　　　　　QRS 波群：　　　　　节律解释：

题 4

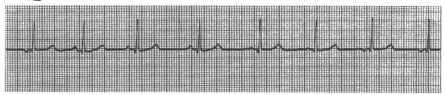

节律： 心率： P 波：

PR 间期： QRS 波群： 节律解释：

题 5

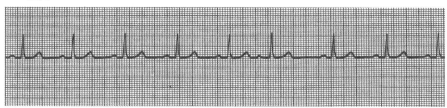

节律： 心率： P 波：

PR 间期： QRS 波群： 节律解释：

题 6

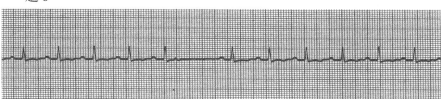

节律： 心率： P 波：

PR 间期： QRS 波群： 节律解释：

题 7

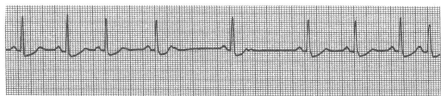

节律： 心率： P 波：

PR 间期： QRS 波群： 节律解释：

题 8

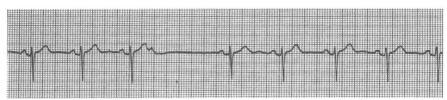

节律：　　　　　　　　　心率：　　　　　　　P 波：

PR 间期：　　　　　　　QRS 波群：　　　　　节律解释：

题 9

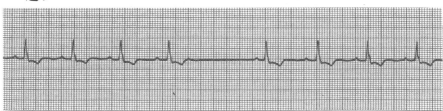

节律：　　　　　　　　　心率：　　　　　　　P 波：

PR 间期：　　　　　　　QRS 波群：　　　　　节律解释：

题 10

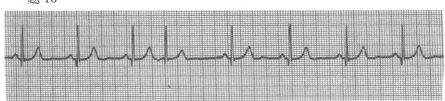

节律：　　　　　　　　　心率：　　　　　　　P 波：

PR 间期：　　　　　　　QRS 波群：　　　　　节律解释：

题 11

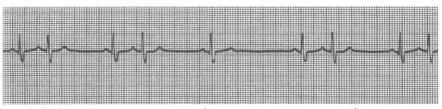

节律：　　　　　　　　　心率：　　　　　　　P 波：

PR 间期：　　　　　　　QRS 波群：　　　　　节律解释：

题 12

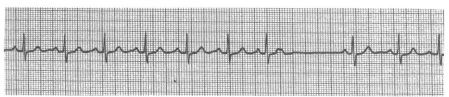

节律：　　　　　　　　　　心率：　　　　　　　　　　P 波：

PR 间期：　　　　　　　　QRS 波群：　　　　　　　节律解释：

题 13

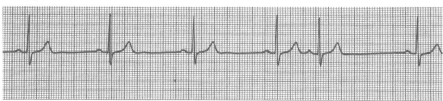

节律：　　　　　　　　　　心率：　　　　　　　　　　P 波：

PR 间期：　　　　　　　　QRS 波群：　　　　　　　节律解释：

题 14

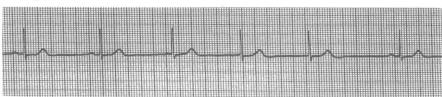

节律：　　　　　　　　　　心率：　　　　　　　　　　P 波：

PR 间期：　　　　　　　　QRS 波群：　　　　　　　节律解释：

题 15

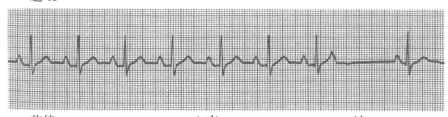

节律：　　　　　　　　　　心率：　　　　　　　　　　P 波：

PR 间期：　　　　　　　　QRS 波群：　　　　　　　节律解释：

题 16

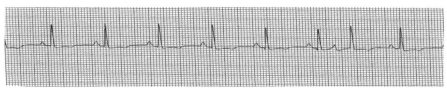

节律：　　　　　　　　　心率：　　　　　　　　P 波：

PR 间期：　　　　　　　QRS 波群：　　　　　　节律解释：

题 17

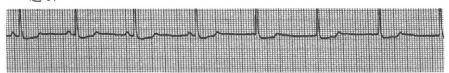

节律：　　　　　　　　　心率：　　　　　　　　P 波：

PR 间期：　　　　　　　QRS 波群：　　　　　　节律解释：

题 18

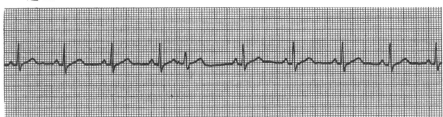

节律：　　　　　　　　　心率：　　　　　　　　P 波：

PR 间期：　　　　　　　QRS 波群：　　　　　　节律解释：

题 19

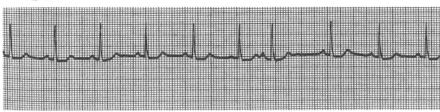

节律：　　　　　　　　　心率：　　　　　　　　P 波：

PR 间期：　　　　　　　QRS 波群：　　　　　　节律解释：

题 20

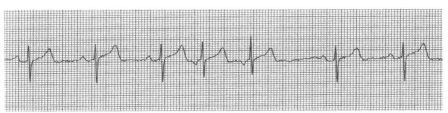

节律：　　　　　　　　心率：　　　　　　　　P 波：

PR 间期：　　　　　　　QRS 波群：　　　　　　节律解释：

题 21

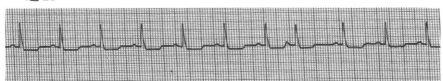

节律：　　　　　　　　心率：　　　　　　　　P 波：

PR 间期：　　　　　　　QRS 波群：　　　　　　节律解释：

题 22

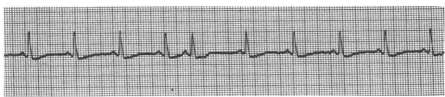

节律：　　　　　　　　心率：　　　　　　　　P 波：

PR 间期：　　　　　　　QRS 波群：　　　　　　节律解释：

题 23

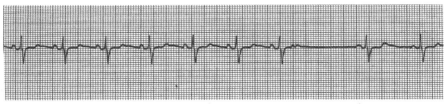

节律：　　　　　　　　心率：　　　　　　　　P 波：

PR 间期：　　　　　　　QRS 波群：　　　　　　节律解释：

题 24

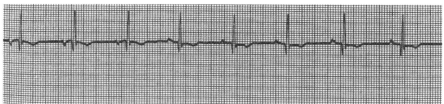

节律：　　　　　　　　　心率：　　　　　　　　P 波：

PR 间期：　　　　　　　　QRS 波群：　　　　　　节律解释：

题 25

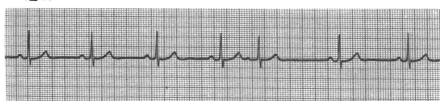

节律：　　　　　　　　　心率：　　　　　　　　P 波：

PR 间期：　　　　　　　　QRS 波群：　　　　　　节律解释：

题 26

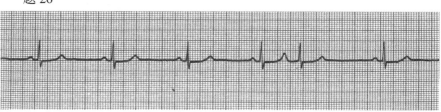

节律：　　　　　　　　　心率：　　　　　　　　P 波：

PR 间期：　　　　　　　　QRS 波群：　　　　　　节律解释：

题 27

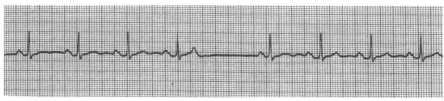

节律：　　　　　　　　　心率：　　　　　　　　P 波：

PR 间期：　　　　　　　　QRS 波群：　　　　　　节律解释：

题 28

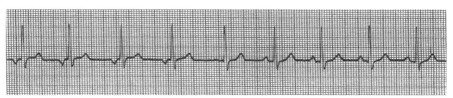

节律：　　　　　　　　　　心率：　　　　　　　　　P 波：

PR 间期：　　　　　　　　QRS 波群：　　　　　　　节律解释：

题 29

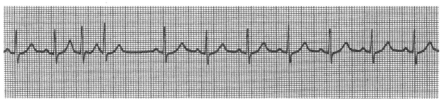

节律：　　　　　　　　　　心率：　　　　　　　　　P 波：

PR 间期：　　　　　　　　QRS 波群：　　　　　　　节律解释：

题 30

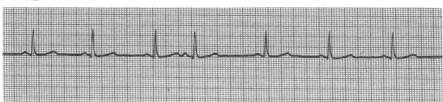

节律：　　　　　　　　　　心率：　　　　　　　　　P 波：

PR 间期：　　　　　　　　QRS 波群：　　　　　　　节律解释：

题 31

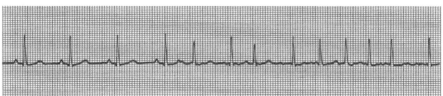

节律：　　　　　　　　　　心率：　　　　　　　　　P 波：

PR 间期：　　　　　　　　QRS 波群：　　　　　　　节律解释：

题 32

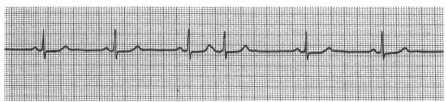

节律：　　　　　　　　　心率：　　　　　　　　P 波：

PR 间期：　　　　　　　　QRS 波群：　　　　　　节律解释：

题 33

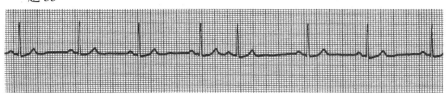

节律：　　　　　　　　　心率：　　　　　　　　P 波：

PR 间期：　　　　　　　　QRS 波群：　　　　　　节律解释：

题 34

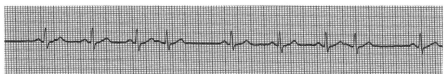

节律：　　　　　　　　　心率：　　　　　　　　P 波：

PR 间期：　　　　　　　　QRS 波群：　　　　　　节律解释：

题 35

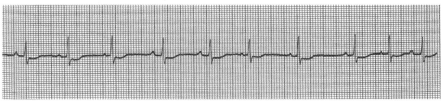

节律：　　　　　　　　　心率：　　　　　　　　P 波：

PR 间期：　　　　　　　　QRS 波群：　　　　　　节律解释：

题 36

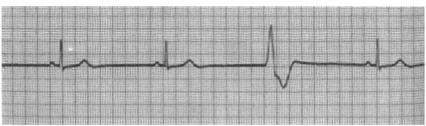

节律：　　　　　　　　　心率：　　　　　　　　　P 波：

PR 间期：　　　　　　　　QRS 波群：　　　　　　　节律解释：

题 37

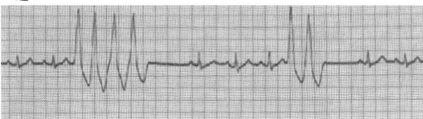

节律：　　　　　　　　　心率：　　　　　　　　　P 波：

PR 间期：　　　　　　　　QRS 波群：　　　　　　　节律解释：

题 38

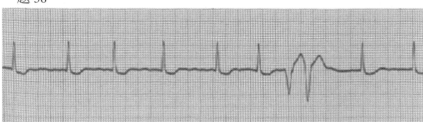

节律：　　　　　　　　　心率：　　　　　　　　　P 波：

PR 间期：　　　　　　　　QRS 波群：　　　　　　　节律解释：

题 39

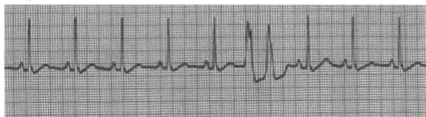

节律：　　　　　　　　　心率：　　　　　　　　　P 波：

PR 间期：　　　　　　　　QRS 波群：　　　　　　　节律解释：

题 40

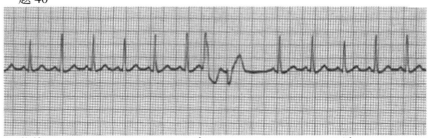

节律：              心率：             P 波：

PR 间期：         QRS 波群：       节律解释：

题 41

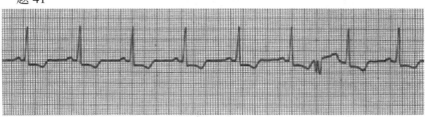

节律：              心率：             P 波：

PR 间期：         QRS 波群：       节律解释：

题 42

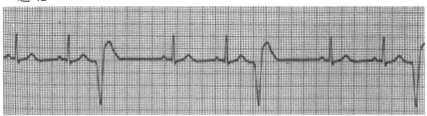

节律：              心率：             P 波：

PR 间期：         QRS 波群：       节律解释：

题 43

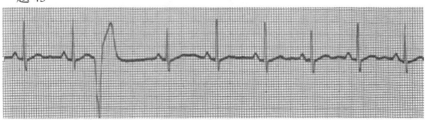

节律：              心率：             P 波：

PR 间期：         QRS 波群：       节律解释：

题 44

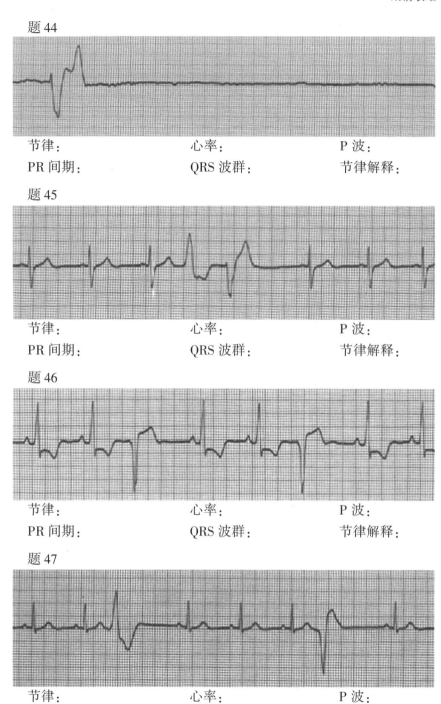

节律：　　　　　　　　心率：　　　　　　　　P 波：

PR 间期：　　　　　　　QRS 波群：　　　　　　节律解释：

题 45

节律：　　　　　　　　心率：　　　　　　　　P 波：

PR 间期：　　　　　　　QRS 波群：　　　　　　节律解释：

题 46

节律：　　　　　　　　心率：　　　　　　　　P 波：

PR 间期：　　　　　　　QRS 波群：　　　　　　节律解释：

题 47

节律：　　　　　　　　心率：　　　　　　　　P 波：

PR 间期：　　　　　　　QRS 波群：　　　　　　节律解释：

题 48

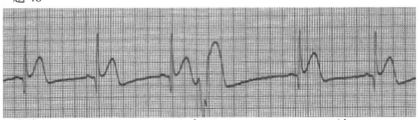

节律：　　　　　　　　　　心率：　　　　　　　　　P 波：

PR 间期：　　　　　　　　QRS 波群：　　　　　　节律解释：

题 49

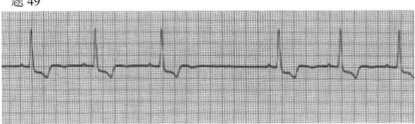

节律：　　　　　　　　　　心率：　　　　　　　　　P 波：

PR 间期：　　　　　　　　QRS 波群：　　　　　　节律解释：

题 50

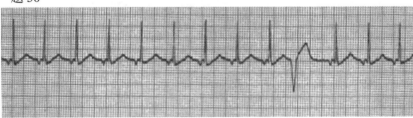

节律：　　　　　　　　　　心率：　　　　　　　　　P 波：

PR 间期：　　　　　　　　QRS 波群：　　　　　　节律解释：

题 51

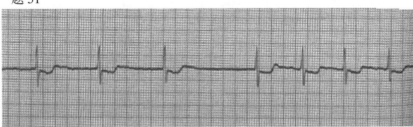

节律：　　　　　　　　　　心率：　　　　　　　　　P 波：

PR 间期：　　　　　　　　QRS 波群：　　　　　　节律解释：

题 52

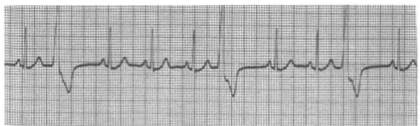

节律：　　　　　　　　　心率：　　　　　　　　P 波：

PR 间期：　　　　　　　QRS 波群：　　　　　　节律解释：

题 53

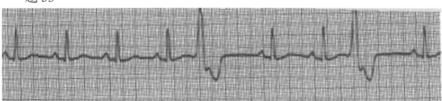

节律：　　　　　　　　　心率：　　　　　　　　P 波：

PR 间期：　　　　　　　QRS 波群：　　　　　　节律解释：

题 54

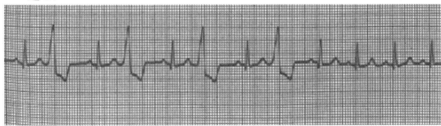

节律：　　　　　　　　　心率：　　　　　　　　P 波：

PR 间期：　　　　　　　QRS 波群：　　　　　　节律解释：

题 55

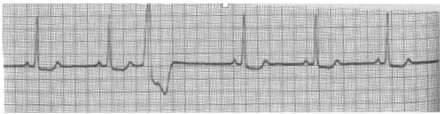

节律：　　　　　　　　　心率：　　　　　　　　P 波：

PR 间期：　　　　　　　QRS 波群：　　　　　　节律解释：

题 56

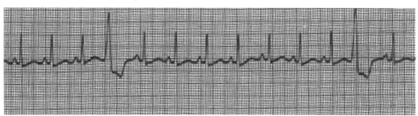

节律：　　　　　　　　心率：　　　　　　　　P 波：

PR 间期：　　　　　　　QRS 波群：　　　　　　节律解释：

题 57

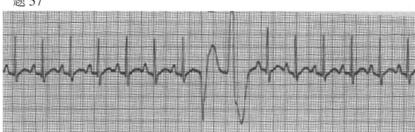

节律：　　　　　　　　心率：　　　　　　　　P 波：

PR 间期：　　　　　　　QRS 波群：　　　　　　节律解释：

题 58

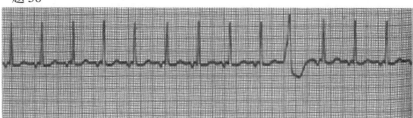

节律：　　　　　　　　心率：　　　　　　　　P 波：

PR 间期：　　　　　　　QRS 波群：　　　　　　节律解释：

题 59

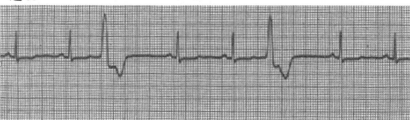

节律：　　　　　　　　心率：　　　　　　　　P 波：

PR 间期：　　　　　　　QRS 波群：　　　　　　节律解释：

题 60

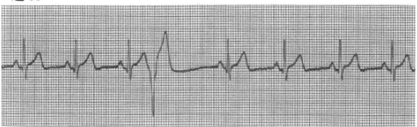

节律：                      心率：                      P 波：

PR 间期：                   QRS 波群：                  节律解释：

题 61

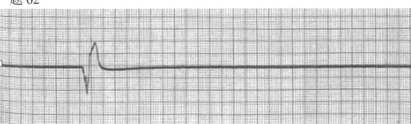

节律：                      心率：                      P 波：

PR 间期：                   QRS 波群：                  节律解释：

题 62

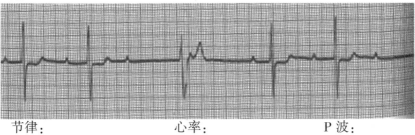

节律：                      心率：                      P 波：

PR 间期：                   QRS 波群：                  节律解释：

题 63

节律：                      心率：                      P 波：

PR 间期：                   QRS 波群：                  节律解释：

题 64

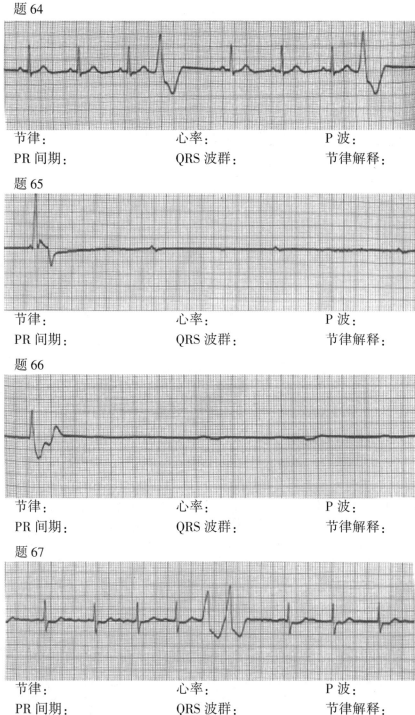

节律：                          心率：                          P 波：

PR 间期：                     QRS 波群：                    节律解释：

题 65

节律：                          心率：                          P 波：

PR 间期：                     QRS 波群：                    节律解释：

题 66

节律：                          心率：                          P 波：

PR 间期：                     QRS 波群：                    节律解释：

题 67

节律：                          心率：                          P 波：

PR 间期：                     QRS 波群：                    节律解释：

题 68

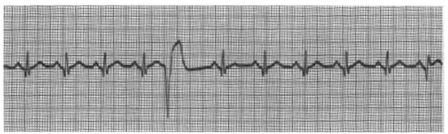

节律：                    心率：                    P 波：

PR 间期：                 QRS 波群：                节律解释：

题 69

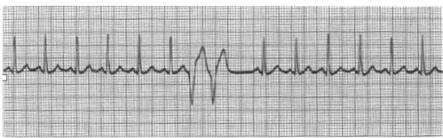

节律：                    心率：                    P 波：

PR 间期：                 QRS 波群：                节律解释：

# 第四章 心动过速

## 第一节 概 述

### 一、概念

心动过速（tachycardia）是指异位节律点兴奋性增高或折返激动引起的快速异位心律，即连续出现 3 次或 3 次以上的期前收缩。心动过速的分类见图 4-1~图 4-3。本章节主要讲解常见类型。

### 二、分类

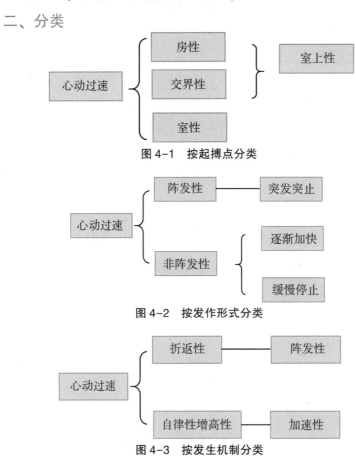

图 4-1 按起搏点分类

图 4-2 按发作形式分类

图 4-3 按发生机制分类

# 第二节　室上性心动过速

## 一、概念

室上性心动过速（supraventricular tachycardia）是由窦房结以外部位发生的刺激（异位刺激）而引起的心动过速，分为房性以及与房室交界区相关的心动过速，但常因 P′不易辨别，故统称为室上性心动过速（图4-4）。室上性心动过速依据发生的特点，分为阵发性室上性心动过速和非阵发性室上性心动过速（表4-1）。本章重点介绍阵发性室上性心动过速（paroxysmal supraventricular tachycardia，PSVT）。

表4-1　阵发性室上性心动过速与非阵发性室上性心动过速的比较

| 鉴别点 | 阵发性室上性心动过速 | 非阵发性室上性心动过速 |
|---|---|---|
| 机制 | 多为折返性 | 多为自律性增高 |
| 心室率 | 多较快 | 多较慢 |
| 起始、结束特点 | 突发突止 | 逐渐加快、逐渐减慢 |
| 起始诱发 | 适时房性期前收缩诱发 | 可无明显诱因 |
| 电刺激可否诱发或终止 | 可 | 不可 |
| 刺激迷走神经可否终止心动过速 | 可 | 不可 |
| 是否为器质性心脏病 | 多不是 | 多是 |

## 二、心电图特征

- 心率多为150~250次/min，有时也在140次/min左右。
- 有时不能确认 P 波的存在。
- P 波隐藏于 QRS 波群中或在 QRS 波群终末部分。
- QRS 波与窦性心律相同或接近，当伴有变异传导或束支传导阻滞时，QRS 波增宽。
- RR 间期规则，时长取决于折返环路。
- 心率在150次/min左右时，要注意2∶1传导的心房扑动。

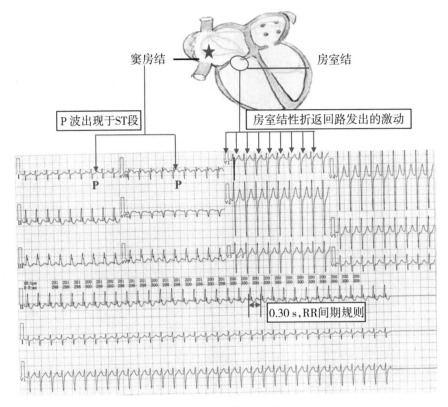

窦房结

房室结

P波出现于ST段

房室结性折返回路发出的激动

0.30 s,RR间期规则

图4-4 室上性心动过速

### 三、临床症状

阵发性室上性心动过速发作时患者自感心率快，伴有心悸、胸部压迫感、胸痛、焦虑不安、头晕等症状，如果长时间持续发作，会发生心功能衰竭，冠心病患者可诱发心绞痛，其特征是"突发突止"，即突然阵发性发作，持续一段时间后突然消失。室上性心动过速可见于健康人，预后良好。

### 四、临床意义

临床上最常见的室上速类型为：预激旁路引发的房室折返性心动过速，以及房室结双径路引发的房室结折返性心动过速。心动过速通常可由一个房性期前收缩诱发。这两类心动过速多不具有器质性心脏病，由于解剖学定位比较明确，可通过导管射频消融术根治。房性心动过速包括自律性心动过速和房内折返性心动过速两种类型，多发生于器质性心脏病基础上。

# 第三节　室性心动过速

## 一、概念

室性心动过速（ventricular tachycardia）是从心室突然发生连续刺激而形成的心动过速。以 30 s 为界限，分为持续性室性心动过速和非持续性室性心动过速（图 4-5）。

室性心动过速会影响到血流动力学，其危险程度远比室上性心动过速高，严重时可转为恶性心律失常——心室颤动，伴血压低、胸痛。室性心动过速一旦确诊，需要紧急处理。

## 二、心电图特征

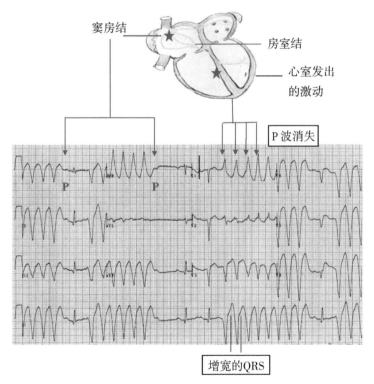

图 4-5　室性心动过速

- QRS 波增宽，大于 0.12 s。
- 心率 100~250 次/min。

- QRS 波前的先行 P 波消失。
- RR 间期规则，但有时也表现出欠规则的倾向。
- QRS 波、T 波有一定变化。
- 非持续性是指室性早搏连续出现 3 个以上，持续时间不超过 30 s。
- 持续性室性心动过速是指时间持续 30 s 以上。

### 三、临床症状

室性心动过速的症状可轻可重，临床症状的轻重与发作时心室率、持续时间、基础心脏病变和心功能状况有关。室性心动过速按照持续时间分为持续性和非持续性室速，持续性室速（发作时间超过 30 s，需药物或电复律方能终止）引起心房与心室收缩不协调，心室舒张期缩短，充盈受限，引起心排血量降低，导致低血压、少尿、晕厥、气促、心绞痛等。听诊心律轻度不规则，第一、二心音分裂。非持续性室速（发作时间短于 30 s，能自行终止）的患者通常无症状，仅在体检或 24 h 动态心电图中发现。

### 四、临床意义

非持续性室性心动过速常发生于器质性心脏病，由于房室收缩不协调，所以患者常有明显血流动力学障碍，且有发展为室扑、室颤的可能，但特发性室速（指排除持续存在的明显器质性心脏病的患者所发生的室速）常见于无明显器质性心脏病患者。对其治疗，除病因治疗外，选用有效抗心律失常药物，采用必要措施，争取在最短时间内控制发作。

持续性室性心动过速多见于器质性心脏病，如心肌梗死溶栓后冠状动脉再通时，由再灌注所致，也可由洋地黄中毒、心脏手术等导致。亦偶见于无明显器质性心脏病的健康人。

# 第四节　尖端扭转型室性心动过速

### 一、概念

尖端扭转型室性心动过速（torsades de pointes）是非常严重的一种室性心律失常，也是多形性室性心动过速的特殊类型，发作时呈室性心动过速特征，伴有增宽变形的 QRS 波群，围绕基线不断扭转其主波的正负方向，每连续出现 3~10 个同类的波之后就会发生扭转，翻向对侧（图 4-6）。

## 二、原因

长 QT 间期引起；严重的房室阻滞；低钾、低镁，伴有异常的 T 波及 U 波；某些药物（如奎尼丁、胺碘酮等）所致。

## 三、心电图特征

- 宽而不规则的 QRS 波，且方向不断变化。

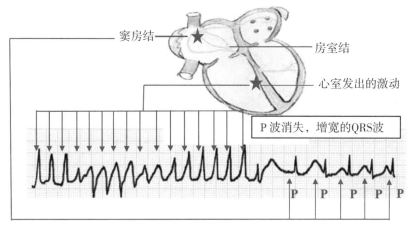

图 4-6　尖端扭转型室性心动过速

- QRS 波增宽，大于 0.12 s。
- QRS 波前的先行 P 波消失。
- RR 间期规则，但有时也表现出欠规则的倾向。
- QRS 波以每 3~10 个心搏围绕基线不断扭转其主波的正负方向。
- 每次发作持续时间数秒到数十秒后自行终止。

## 四、临床症状

尖端扭转型室速每次发作持续数秒到数十秒后自行终止，但极易复发或转为室颤。最常见的症状是反复晕厥和（或）抽搐，常在运动、应激、情绪紧张等时诱发，婴幼儿则为哭闹、惊吓等诱发，发作频率不一，有的频繁发作数天，有的发作稀疏，几个月甚至几年发作 1 次。持续发作时突然出现面色苍白或发绀，心律绝对不整，心音强弱不一，甚至不能听清，之后出现四肢抽搐或无力，时间由几秒至几分钟不等。发作间歇患者神志清醒、精神正常，无明显症状，听诊常为窦性心动过缓，心音弱或正常。但频繁发作者可精神萎靡，发作间歇期部分患者猝死。

## 五、临床意义

此类心动过速是一种严重的室性心律失常。扭转型室性心动过速可由不同病因引起，临床上常见的原因有：①遗传性心律失常（离子通道功能异常），如先天性长 QT 间期综合征等；②严重的房室阻滞，逸搏心律伴有巨大的 T 波；③低钾、低镁伴有异常的 T 波及 U 波；④某些药物（如奎尼丁、胺碘酮等）所致。

宽 QRS 波心动过速难以鉴别时如何处理？

宽 QRS 波心动过速是情况危急的心律失常，需积极处理：

（1）胺碘酮对于室上速、室速、预激旁路下传激动心室均有效。

（2）伴明显血流动力学障碍时，进行同步直流电复律。

### 小结

● 心率快（160~250 次/min）、节律绝对整齐、窄 QRS 波的异位心律多为阵发性室上性心动过速。

● 心率快（140~200 次/min）、节律齐、无相关 P 波的宽 QRS 波多考虑室性心动过速。

● 心室率正常或近正常范围、节律齐的异位心律为非阵发性心动过速（加速性自主心律）。

● 窄 QRS 波表示心室激动（收缩）来自室上部位，经正常房室路径（房室结、希氏束）下传心室，心电稳定，心室收缩同步，临床预后相对好。

● 宽 QRS 波多表示心室激动（收缩）来自希氏束以下，心电不稳定，心室收缩不同步，临床危险性大。

# 实战练习

题 1

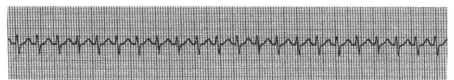

节律：　　　　　　　　　　心率：　　　　　　　　　P 波：

PR 间期：　　　　　　　　　QRS 波群：　　　　　　节律解释：

题 2

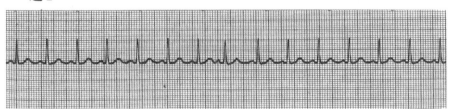

节律：　　　　　　　　　　心率：　　　　　　　　　P 波：

PR 间期：　　　　　　　　　QRS 波群：　　　　　　节律解释：

题 3

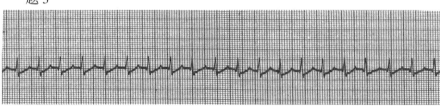

节律：　　　　　　　　　　心率：　　　　　　　　　P 波：

PR 间期：　　　　　　　　　QRS 波群：　　　　　　节律解释：

题 4

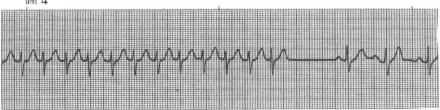

节律：　　　　　　　　　　心率：　　　　　　　　　P 波：

PR 间期：　　　　　　　　　QRS 波群：　　　　　　节律解释：

题 5

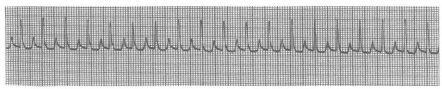

节律：                      心率：                      P 波：

PR 间期：                   QRS 波群：                  节律解释：

题 6

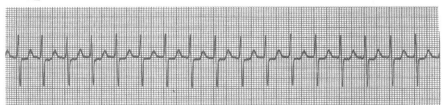

节律：                      心率：                      P 波：

PR 间期：                   QRS 波群：                  节律解释：

题 7

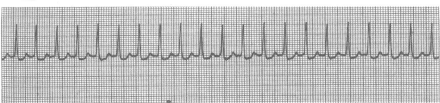

节律：                      心率：                      P 波：

PR 间期：                   QRS 波群：                  节律解释：

题 8

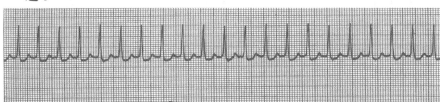

节律：                      心率：                      P 波：

PR 间期：                   QRS 波群：                  节律解释：

题 9

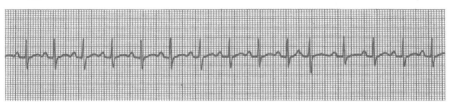

节律：                      心率：                    P 波：

PR 间期：                 QRS 波群：            节律解释：

题 10

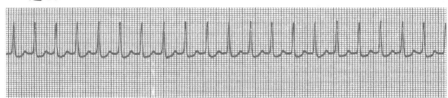

节律：                      心率：                    P 波：

PR 间期：                 QRS 波群：            节律解释：

题 11

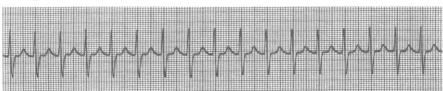

节律：                      心率：                    P 波：

PR 间期：                 QRS 波群：            节律解释：

题 12

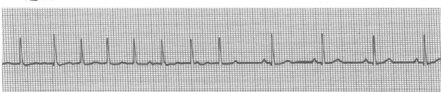

节律：                      心率：                    P 波：

PR 间期：                 QRS 波群：            节律解释：

题 13

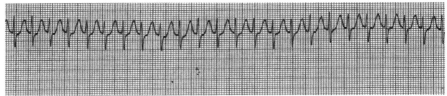

节律：　　　　　　　　　心率：　　　　　　　　　P 波：

PR 间期：　　　　　　　　QRS 波群：　　　　　　　节律解释：

题 14

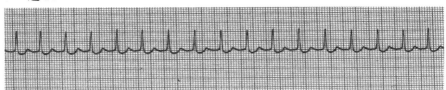

节律：　　　　　　　　　心率：　　　　　　　　　P 波：

PR 间期：　　　　　　　　QRS 波群：　　　　　　　节律解释：

题 15

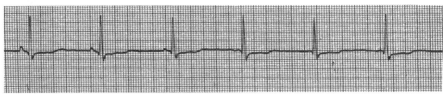

节律：　　　　　　　　　心率：　　　　　　　　　P 波：

PR 间期：　　　　　　　　QRS 波群：　　　　　　　节律解释：

题 16

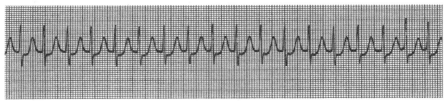

节律：　　　　　　　　　心率：　　　　　　　　　P 波：

PR 间期：　　　　　　　　QRS 波群：　　　　　　　节律解释：

题 17

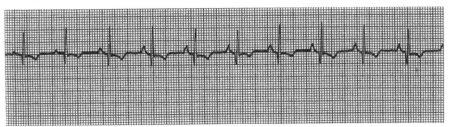

节律：　　　　　　　　　心率：　　　　　　　　P 波：

PR 间期：　　　　　　　　QRS 波群：　　　　　　节律解释：

题 18

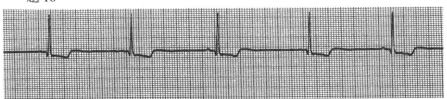

节律：　　　　　　　　　心率：　　　　　　　　P 波：

PR 间期：　　　　　　　　QRS 波群：　　　　　　节律解释：

题 19

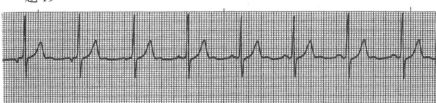

节律：　　　　　　　　　心率：　　　　　　　　P 波：

PR 间期：　　　　　　　　QRS 波群：　　　　　　节律解释：

题 20

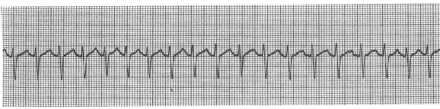

节律：　　　　　　　　　心率：　　　　　　　　P 波：

PR 间期：　　　　　　　　QRS 波群：　　　　　　节律解释：

题 21

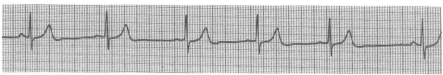

节律：                  心率：                  P 波：

PR 间期：                QRS 波群：               节律解释：

题 22

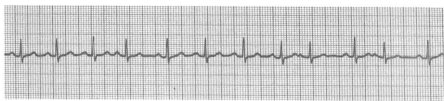

节律：                  心率：                  P 波：

PR 间期：                QRS 波群：               节律解释：

题 23

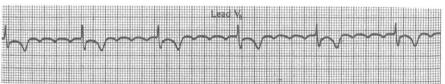

节律：                  心率：                  P 波：

PR 间期：                QRS 波群：               节律解释：

题 24

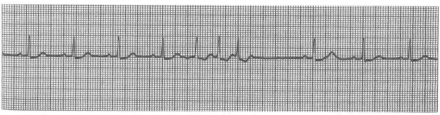

节律：                  心率：                  P 波：

PR 间期：                QRS 波群：               节律解释：

题 25

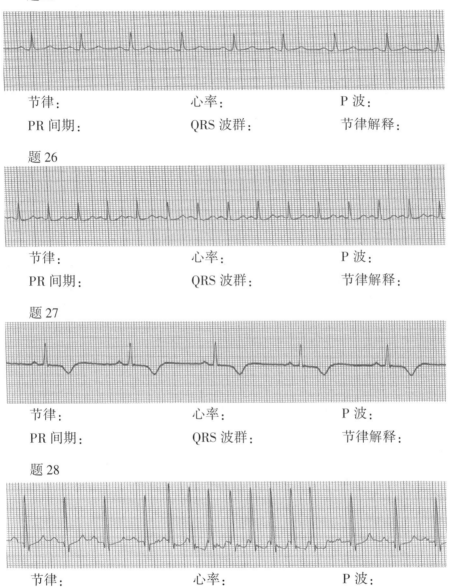

节律：                  心率：                  P 波：

PR 间期：              QRS 波群：            节律解释：

题 26

节律：                  心率：                  P 波：

PR 间期：              QRS 波群：            节律解释：

题 27

节律：                  心率：                  P 波：

PR 间期：              QRS 波群：            节律解释：

题 28

节律：                  心率：                  P 波：

PR 间期：              QRS 波群：            节律解释：

题 29

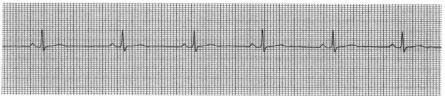

节律： 心率： P 波：

PR 间期： QRS 波群： 节律解释：

题 30

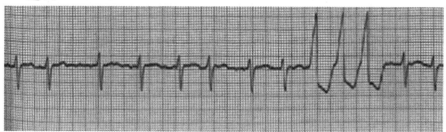

节律： 心率： P 波：

PR 间期： QRS 波群： 节律解释：

题 31

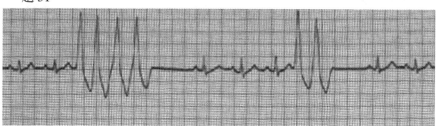

节律： 心率： P 波：

PR 间期： QRS 波群： 节律解释：

题 32

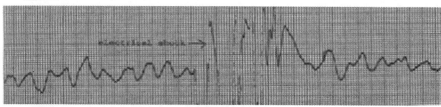

节律： 心率： P 波：

PR 间期： QRS 波群： 节律解释：

题 33

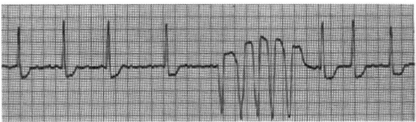

节律：　　　　　　　　心率：　　　　　　　　P 波：

PR 间期：　　　　　　　QRS 波群：　　　　　　节律解释：

题 34

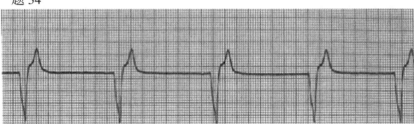

节律：　　　　　　　　心率：　　　　　　　　P 波：

PR 间期：　　　　　　　QRS 波群：　　　　　　节律解释：

题 35

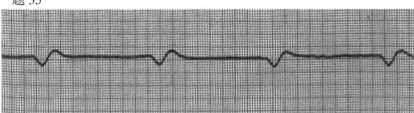

节律：　　　　　　　　心率：　　　　　　　　P 波：

PR 间期：　　　　　　　QRS 波群：　　　　　　节律解释：

题 36

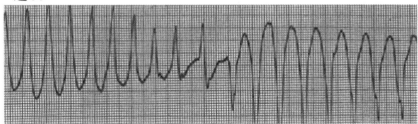

节律：　　　　　　　　心率：　　　　　　　　P 波：

PR 间期：　　　　　　　QRS 波群：　　　　　　节律解释：

题 37

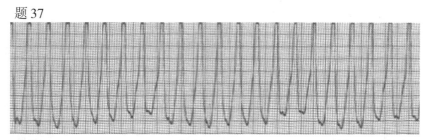

节律：                          心率：                          P 波：

PR 间期：                      QRS 波群：                      节律解释：

题 38

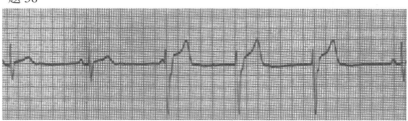

节律：                          心率：                          P 波：

PR 间期：                      QRS 波群：                      节律解释：

题 39

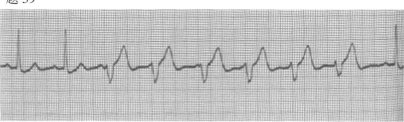

节律：                          心率：                          P 波：

PR 间期：                      QRS 波群：                      节律解释：

题 40

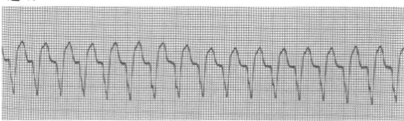

节律：                          心率：                          P 波：

PR 间期：                      QRS 波群：                      节律解释：

题 41

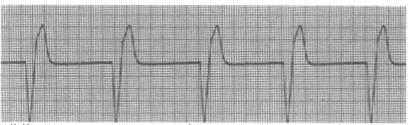

节律： 心率： P 波：

PR 间期： QRS 波群： 节律解释：

题 42

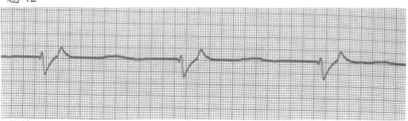

节律： 心率： P 波：

PR 间期： QRS 波群： 节律解释：

题 43

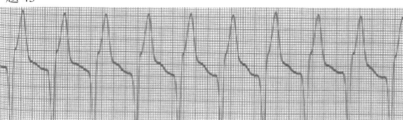

节律： 心率： P 波：

PR 间期： QRS 波群： 节律解释：

题 44

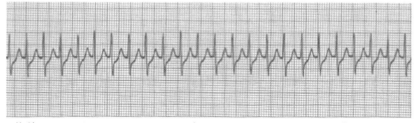

节律： 心率： P 波：

PR 间期： QRS 波群： 节律解释：

题 45

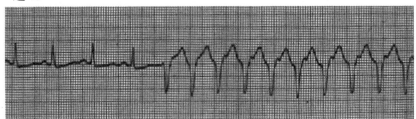

节律：　　　　　　　　　心率：　　　　　　　　　P 波：

PR 间期：　　　　　　　　QRS 波群：　　　　　　　节律解释：

题 46

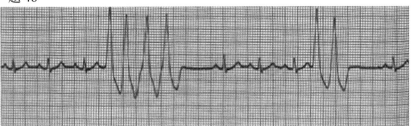

节律：　　　　　　　　　心率：　　　　　　　　　P 波：

PR 间期：　　　　　　　　QRS 波群：　　　　　　　节律解释：

题 47

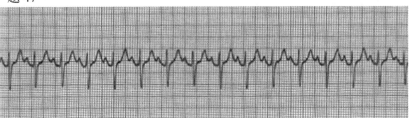

节律：　　　　　　　　　心率：　　　　　　　　　P 波：

PR 间期：　　　　　　　　QRS 波群：　　　　　　　节律解释：

题 48

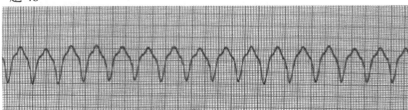

节律：　　　　　　　　　心率：　　　　　　　　　P 波：

PR 间期：　　　　　　　　QRS 波群：　　　　　　　节律解释：

题 49

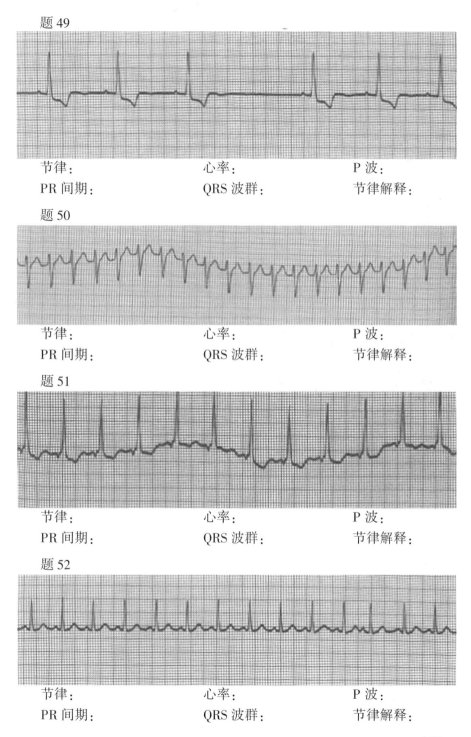

节律：　　　　　　　　心率：　　　　　　　　P 波：

PR 间期：　　　　　　　QRS 波群：　　　　　　节律解释：

题 50

节律：　　　　　　　　心率：　　　　　　　　P 波：

PR 间期：　　　　　　　QRS 波群：　　　　　　节律解释：

题 51

节律：　　　　　　　　心率：　　　　　　　　P 波：

PR 间期：　　　　　　　QRS 波群：　　　　　　节律解释：

题 52

节律：　　　　　　　　心率：　　　　　　　　P 波：

PR 间期：　　　　　　　QRS 波群：　　　　　　节律解释：

题 53

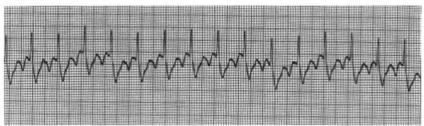

节律：　　　　　　　心率：　　　　　　　P 波：

PR 间期：　　　　　QRS 波群：　　　　　节律解释：

题 54

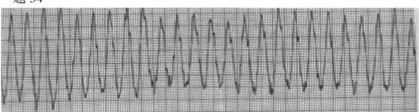

节律：　　　　　　　心率：　　　　　　　P 波：

PR 间期：　　　　　QRS 波群：　　　　　节律解释：

题 55

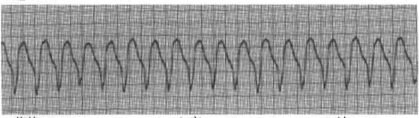

节律：　　　　　　　心率：　　　　　　　P 波：

PR 间期：　　　　　QRS 波群：　　　　　节律解释：

题 56

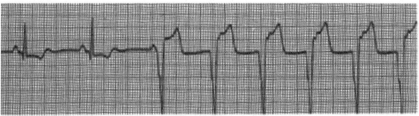

节律：　　　　　　　心率：　　　　　　　P 波：

PR 间期：　　　　　QRS 波群：　　　　　节律解释：

题 57

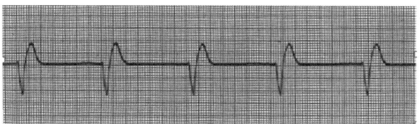

节律：　　　　　　　　　　心率：　　　　　　　　　　P 波：

PR 间期：　　　　　　　　 QRS 波群：　　　　　　　　节律解释：

题 58

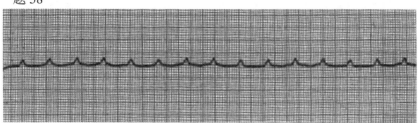

节律：　　　　　　　　　　心率：　　　　　　　　　　P 波：

PR 间期：　　　　　　　　 QRS 波群：　　　　　　　　节律解释：

题 59

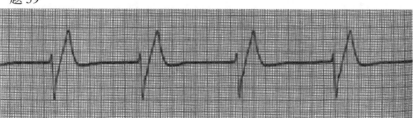

节律：　　　　　　　　　　心率：　　　　　　　　　　P 波：

PR 间期：　　　　　　　　 QRS 波群：　　　　　　　　节律解释：

题 60

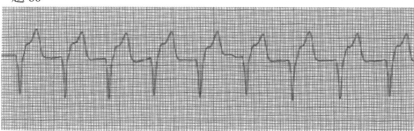

节律：　　　　　　　　　　心率：　　　　　　　　　　P 波：

PR 间期：　　　　　　　　 QRS 波群：　　　　　　　　节律解释：

题 61

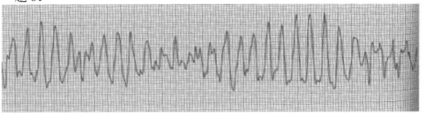

节律：                   心率：                   P 波：

PR 间期：               QRS 波群：              节律解释：

题 62

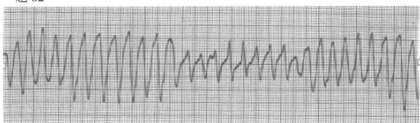

节律：                   心率：                   P 波：

PR 间期：               QRS 波群：              节律解释：

题 63

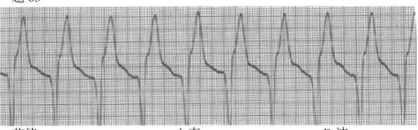

节律：                   心率：                   P 波：

PR 间期：               QRS 波群：              节律解释：

题 64

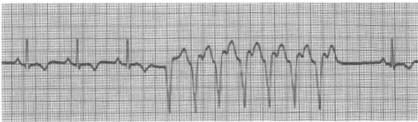

节律：                   心率：                   P 波：

PR 间期：               QRS 波群：              节律解释：

题 65

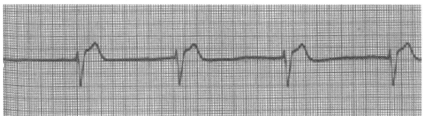

节律：　　　　　　　　心率：　　　　　　　　P 波：

PR 间期：　　　　　　　QRS 波群：　　　　　　节律解释：

题 66

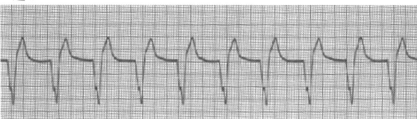

节律：　　　　　　　　心率：　　　　　　　　P 波：

PR 间期：　　　　　　　QRS 波群：　　　　　　节律解释：

题 67

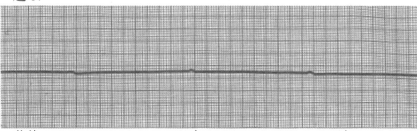

节律：　　　　　　　　心率：　　　　　　　　P 波：

PR 间期：　　　　　　　QRS 波群：　　　　　　节律解释：

题 68

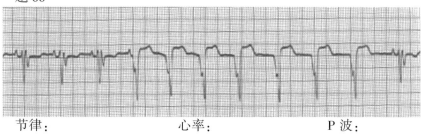

节律：　　　　　　　　心率：　　　　　　　　P 波：

PR 间期：　　　　　　　QRS 波群：　　　　　　节律解释：

题 69

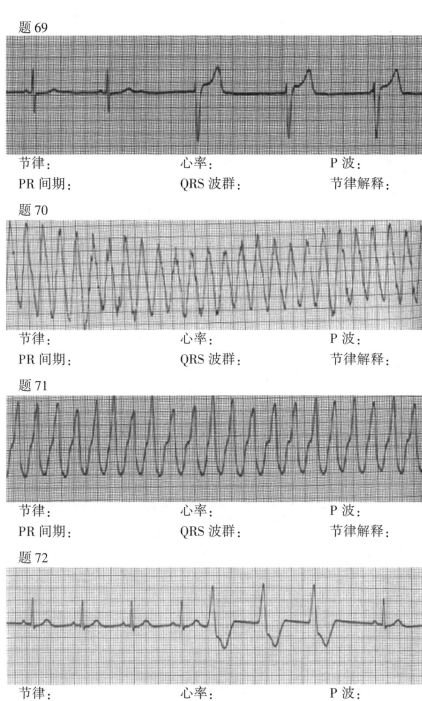

节律：　　　　　　　　心率：　　　　　　　　P 波：

PR 间期：　　　　　　　QRS 波群：　　　　　　节律解释：

题 70

节律：　　　　　　　　心率：　　　　　　　　P 波：

PR 间期：　　　　　　　QRS 波群：　　　　　　节律解释：

题 71

节律：　　　　　　　　心率：　　　　　　　　P 波：

PR 间期：　　　　　　　QRS 波群：　　　　　　节律解释：

题 72

节律：　　　　　　　　心率：　　　　　　　　P 波：

PR 间期：　　　　　　　QRS 波群：　　　　　　节律解释：

题 73

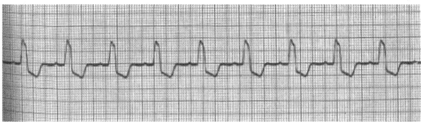

节律：　　　　　　　心率：　　　　　　　P 波：

PR 间期：　　　　　　QRS 波群：　　　　　节律解释：

题 74

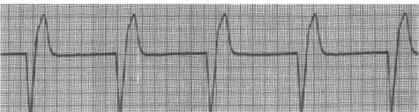

节律：　　　　　　　心率：　　　　　　　P 波：

PR 间期：　　　　　　QRS 波群：　　　　　节律解释：

题 75

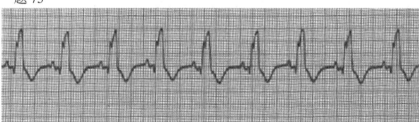

节律：　　　　　　　心率：　　　　　　　P 波：

PR 间期：　　　　　　QRS 波群：　　　　　节律解释：

题 76

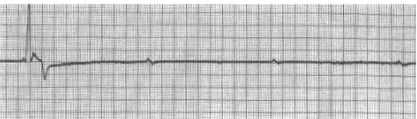

节律：　　　　　　　心率：　　　　　　　P 波：

PR 间期：　　　　　　QRS 波群：　　　　　节律解释：

题 77

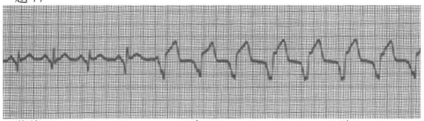

节律：　　　　　　　　　心率：　　　　　　　　　P 波：

PR 间期：　　　　　　　QRS 波群：　　　　　　节律解释：

题 78

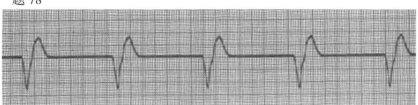

节律：　　　　　　　　　心率：　　　　　　　　　P 波：

PR 间期：　　　　　　　QRS 波群：　　　　　　节律解释：

题 79

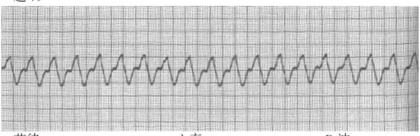

节律：　　　　　　　　　心率：　　　　　　　　　P 波：

PR 间期：　　　　　　　QRS 波群：　　　　　　节律解释：

题 80

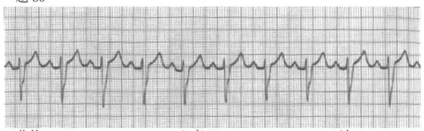

节律：　　　　　　　　　心率：　　　　　　　　　P 波：

PR 间期：　　　　　　　QRS 波群：　　　　　　节律解释：

题 81

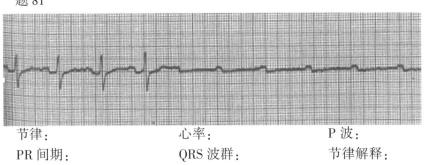

节律：　　　　　　　　　　心率：　　　　　　　　　　P 波：

PR 间期：　　　　　　　　QRS 波群：　　　　　　　　节律解释：

题 82

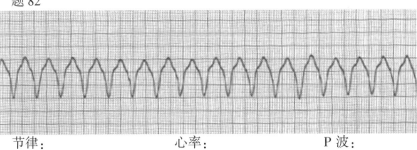

节律：　　　　　　　　　　心率：　　　　　　　　　　P 波：

PR 间期：　　　　　　　　QRS 波群：　　　　　　　　节律解释：

题 83

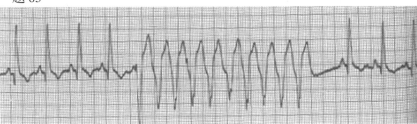

节律：　　　　　　　　　　心率：　　　　　　　　　　P 波：

PR 间期：　　　　　　　　QRS 波群：　　　　　　　　节律解释：

题 84

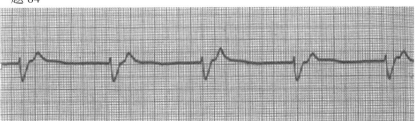

节律：　　　　　　　　　　心率：　　　　　　　　　　P 波：

PR 间期：　　　　　　　　QRS 波群：　　　　　　　　节律解释：

题 85

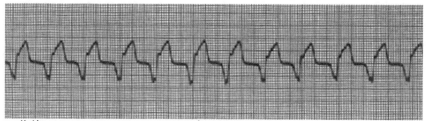

节律：　　　　　　　　　心率：　　　　　　　　　P 波：

PR 间期：　　　　　　　QRS 波群：　　　　　　节律解释：

题 86

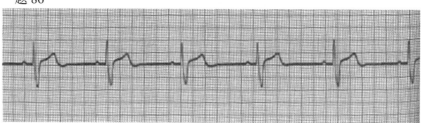

节律：　　　　　　　　　心率：　　　　　　　　　P 波：

PR 间期：　　　　　　　QRS 波群：　　　　　　节律解释：

题 87

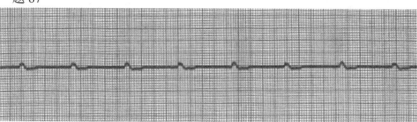

节律：　　　　　　　　　心率：　　　　　　　　　P 波：

PR 间期：　　　　　　　QRS 波群：　　　　　　节律解释：

题 88

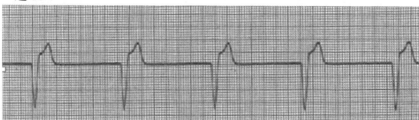

节律：　　　　　　　　　心率：　　　　　　　　　P 波：

PR 间期：　　　　　　　QRS 波群：　　　　　　节律解释：

题 89

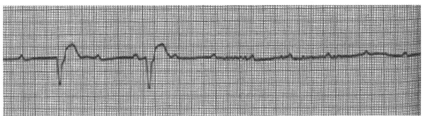

节律：                        心率：                    P 波：

PR 间期：                  QRS 波群：           节律解释：

题 90

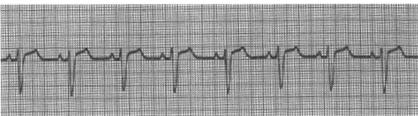

节律：                        心率：                    P 波：

PR 间期：                  QRS 波群：           节律解释：

题 91

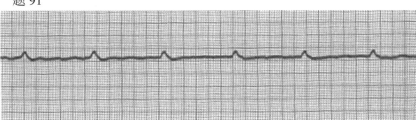

节律：                        心率：                    P 波：

PR 间期：                  QRS 波群：           节律解释：

题 92

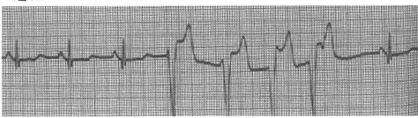

节律：                        心率：                    P 波：

PR 间期：                  QRS 波群：           节律解释：

题 93

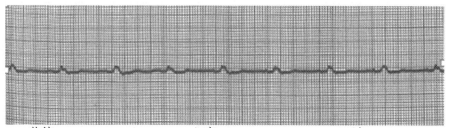

节律：      心率：      P 波：

PR 间期：     QRS 波群：    节律解释：

题 94

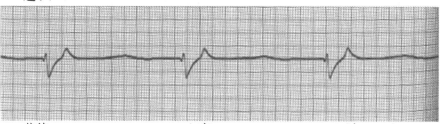

节律：      心率：      P 波：

PR 间期：     QRS 波群：    节律解释：

题 95

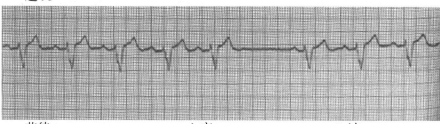

节律：      心率：      P 波：

PR 间期：     QRS 波群：    节律解释：

题 96

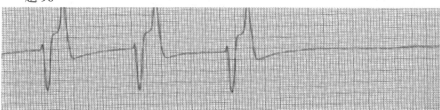

节律：      心率：      P 波：

PR 间期：     QRS 波群：    节律解释：

题 97

节律： 心率： P 波：

PR 间期： QRS 波群： 节律解释：

题 98

节律： 心率： P 波：

PR 间期： QRS 波群： 节律解释：

题 99

节律： 心率： P 波：

PR 间期： QRS 波群： 节律解释：

# 第五章　预激综合征

## 一、概念

预激综合征（preexcitation syndrome）属传导途径异常，是指在正常的房室结传导途径之外，沿房室环周围存在的附加房室传导束（旁路）。

## 二、分类

预激综合征分类见图5-1。

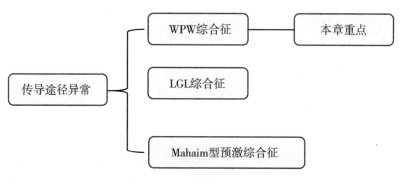

**图5-1　预激综合征分类**

注：WPW（Wolff-Parkinson-whte syndrome）指典型预激综合征。LGL综合征又称短PR综合征。Mahaim纤维具有类房室结样特征，传导缓慢，呈递减性传导，是一种特殊的房室旁路。

## 三、机制

在房室之间，除正常房室结途径外，还存在房室旁路，该路径激动传导速度快，部分心室肌在房室交界区下传激动之前，被房室旁路提前来的冲动激动。WPW综合征房室之间旁路为Kent束，下传提前激动部分心室肌，形成δ波，房室结缓慢下传至心室的QRS波与δ波融合，形成宽QRS波（实为δ波与QRS波的融合波），见图5-2。

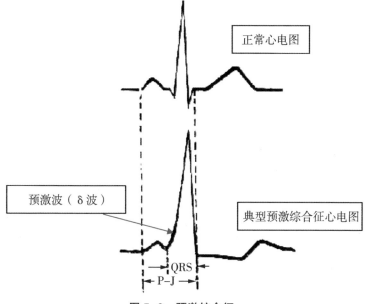

图 5-2　预激综合征

## 四、心电图特征

典型预激综合征（WPW）的心电图表现见图 5-3。

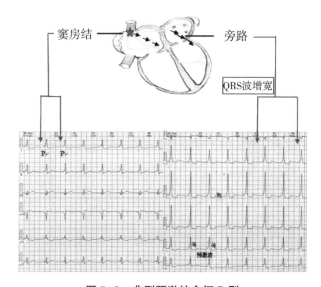

图 5-3　典型预激综合征 B 型

- QRS 波增宽，大于 0.12 s。
- PR 间期缩短，小于 0.12 s。
- 出现预激波（预激波是指 QRS 波群起始时上行支出现的连线）。

## 五、临床症状

不伴有心律失常的预激综合征，无任何临床症状，常归属于良性心律失常的范畴。但心动过速的发生率为 1.8%，并随年龄的增长而增加。频率过快的心动过速可恶化为心室颤动或导致心力衰竭、低血压。对伴有心律失常的预激综合征患者，则视心律失常的类型及心血管病的临床情况，出现相应的临床症状和血流动力学改变，如心悸、胸闷、气短、头昏、晕厥，甚至心力衰竭、休克、猝死等，其中 80% 为房室折返性心动过速，15%～30% 为心房颤动，5% 为心房扑动。

## 六、临床意义

预激综合征常发生于健康人，少部分见于器质性心脏病，如先天性心脏病 Ebstein 畸形、心肌病等。其本身无重要临床意义，亦不需要治疗，但由于旁道特点，易合并快速室上性心律失常，故对于反复出现快速室上性心律失常患者应及时处理。

# 第六章 扑动与颤动

## 第一节 心房扑动

### 一、概念

心房扑动（atrial flutter）简称房扑，指心房出现规律的收缩，频率为 250~350 次/min 的状态。目前认为发病机制是心房传导性降低和不应期的变化导致激动在心房内发生折返。典型房扑为房内大折返环路。

### 二、心电图特征

心房扑动的心电图特征见图 6-1。

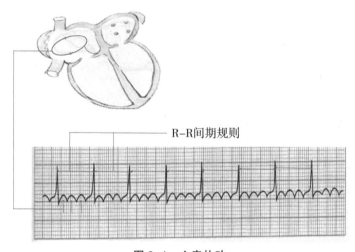

R-R间期规则

图 6-1 心房扑动

· 窦性 P 波消失，代之以形态、振幅、间距相似的锯齿样心房波（F 波），多数在 Ⅱ 、Ⅲ、aVF 导联上清晰可见。

· 在传导比例固定的情况下，R-R 间期规则。

· 频率 250~350 次/min。

### 三、临床症状

临床症状与原发心脏病严重程度、心室率快慢及心排出血量有关。心室率慢时，患者可无症状；心室率快时，心排血量减少，可诱发心绞痛、心悸、头晕、心力衰竭。有些房扑患者症状不典型，仅表现为活动时乏力，体检可见快速的颈静脉扑动。

## 四、临床意义

可见于器质性心脏病，如风湿性心脏病（风心病）、冠心病、高血压心脏病等，也见于无器质性心脏病或甲状腺功能亢进症等情况。主要治疗原发病，最有效的终止发作方法是直流电复律。近年来，通过射频消融三尖瓣环到下腔静脉口之间的峡部区域，阻断折返环，从而达到根治心房扑动的目的。

# 第二节　心房颤动

## 一、概念

心房颤动（atrial fibrillation，AF）简称房颤，是指心房各部位出现收缩，并且无序地兴奋，形成快速不规则波形的状态，频率为 350～600 次/min。房颤的形成可能是房内多个小折返环路。

## 二、心电图特征

心房颤动的心电图特征见图 6-2。

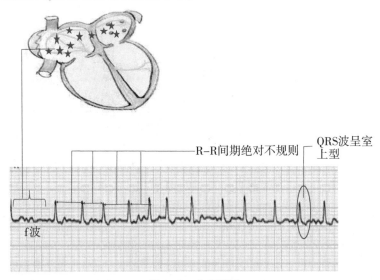

R-R间期绝对不规则

QRS波呈室上型

f波

图 6-2　心房颤动

因为没有 P 波，所以没必要判断 P 波和 QRS 波群的关系。有时 f 波振幅很小，f 波不明显（几乎看不到）。首要治疗是减慢快速心室率，然后是药物或电复律。

- P 波消失。
- 代之以连续不规则且形态、振幅和间距不同的快速房颤波（f 波），频率 350~600 次/min。通常以 $V_1$ 导联最明显。
- R-R 间期绝对不规则，QRS 波呈室上型。

### 三、临床症状

心房颤动的患者听诊时心律绝对不规则，心音强弱不等，有脉搏短绌。房颤发作时心房、心室收缩不协调，心排血量减少，易形成附壁血栓，栓子脱落后导致重要脏器的栓塞。房颤轻者仅表现为心悸、气促、心前区不适。房颤严重者或有严重器质性病变及心室率快者可使脏器缺血、缺氧，导致心衰加重、晕厥或心源性休克。

### 四、临床意义

心房颤动可以是阵发性或持续性，大多发生在器质性心脏病基础上，多与心房扩大、心肌受损、心力衰竭等有关。但也有少部分房颤患者无明显器质性心脏病，见于中青年人群或甲状腺功能亢进症患者等。

## 第三节　心室扑动

### 一、概念

心室扑动（ventricular flutter）简称室扑，是介于室性心动过速与心室颤动之间的一种过渡心律。室扑发生后，心肌呈无力状态的快速收缩，其心排血量明显下降，甚至为零。室扑的持续时间很短，一般在数分钟内就会转为室颤，少数患者转为室速。

### 二、心电图特征

心室扑动的心电图特征见图 6-3。

- 无正常 QRS-T 波，代之以连续快速而相对规则的正弦波。
- 频率达 150~250 次/min。

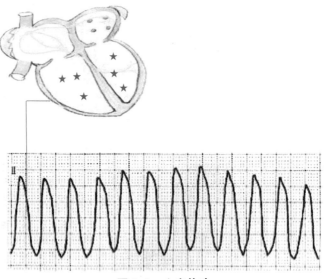

图6-3 心室扑动

### 三、临床症状

心室扑动持续时间短，多转为室颤而导致死亡，也可转为室性心动过速。室性扑动时心室完全失去排血功能，可发生猝死或阿-斯综合征，表现为全身抽搐、意识丧失、瞳孔散大、呼吸停止，甚至死亡。听诊心音消失，血压消失，触诊大动脉搏动消失。

### 四、临床意义

室性扑动多见于缺血性心脏病（心肌梗死或心肌严重缺血），也可见于药物中毒（洋地黄、奎尼丁、肾上腺素类药物过量）、电击、严重缺氧、QT间期延长综合征等。一旦发生室性扑动，需争分夺秒进行抢救，对患者进行胸外心脏按压、电复律，以免心室扑动转为心室颤动。

## 第四节　心室颤动

### 一、概念

心室颤动（ventricular fibrillation）是指在心电图等位线上可见的、无序的、不规则的颤动波。心室颤动为致死性心律失常。它表现为没有节律性的心室收缩，整个心脏已经丧失"泵"的功能，事实上心脏处于停搏状态。

## 二、心电图特征

心室颤动的心电图特征见图6-4。

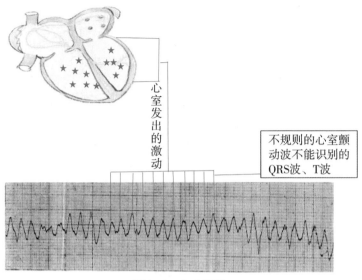

心室发出的激动

不规则的心室颤动波不能识别的QRS波、T波

**图6-4  心室颤动**

- PQRST 波群完全消失。
- 代之以大小不等、间隔极不匀齐、振幅和形态不一的杂乱波。
- 频率 250~500 次/min。

## 三、临床症状

室性颤动时心室完全失去排血功能，可发生猝死或阿-斯综合征，表现为全身抽搐、意识丧失、瞳孔散大、呼吸停止，甚至死亡。听诊心音消失，血压消失，触诊大动脉搏动消失等。

## 四、临床意义

心室扑动和心室颤动均是极严重的致死性心律失常，需紧急抢救。

为什么心室粗颤的电除颤效果好？

心室扑动和心室颤动均是极严重的致死性心律失常，如发现要立即通知主治医生并进行电除颤。心室纤颤波振幅>5 mm 为粗波形心室纤颤，电除颤效果好；纤颤波振幅<5 mm 为细波形心室纤颤，心肌激动能力衰竭，电除颤无效。

**小结**

● 心室扑动的出现一般具有两个条件：①心肌明显受损、缺氧或代谢失常；②异位激动落在易颤期。

● 心室扑动和心室颤动均是极严重的致死性心律失常。

● 由于室颤时患者的心脏丧失了整体的收缩-舒张功能，因而无法泵血，此时其心排血量为零，血液循环中断，从而使患者即刻处于临床死亡状态，必须在 4 min 内得到正确抢救，否则无生还希望。

● 对于快速性室上性异位心律（包括房速、房扑、房颤、室上速），治疗的重点首先是减慢房室传导，将心室率控制在正常范围，保证患者的血流动力学稳定。药物包括β受体阻滞剂、钙通道阻滞剂、洋地黄等（但如果预激综合征合并房颤，禁用或慎用上述药物，应改用胺碘酮等）。其次是房性心律失常的治疗，由于心房不能有效收缩，心室舒张末期容量减少，心排血量会减少，如房颤时，心排血量减少 1/4 以上，所以对心房异常也需积极治疗。

## 实战练习

题1

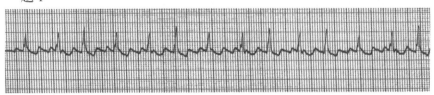

节律：　　　　　　　　心率：　　　　　　　　P 波：

PR 间期：　　　　　　　QRS 波群：　　　　　　节律解释：

题2

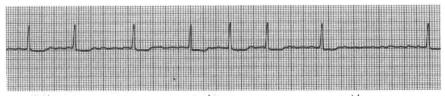

节律：　　　　　　　　心率：　　　　　　　　P 波：

PR 间期：　　　　　　　QRS 波群：　　　　　　节律解释：

题 3

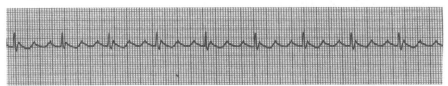

节律：                                         心率：                                  P 波：

PR 间期：                               QRS 波群：                    节律解释：

题 4

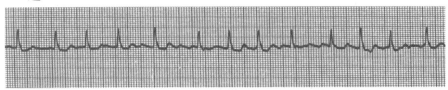

节律：                                           心率：                                  P 波：

PR 间期：                               QRS 波群：                    节律解释：

题 5

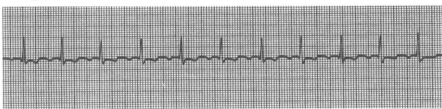

节律：                                         心率：                                  P 波：

PR 间期：                               QRS 波群：                    节律解释：

题 6

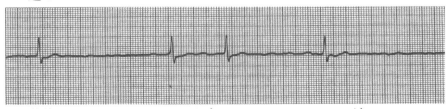

节律：                                         心率：                                  P 波：

PR 间期：                               QRS 波群：                    节律解释：

题 7

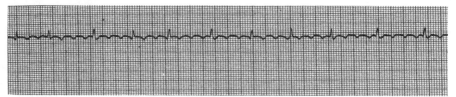

节律：                心率：                P 波：

PR 间期：           QRS 波群：          节律解释：

题 8

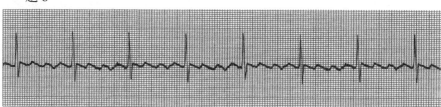

节律：                心率：                P 波：

PR 间期：           QRS 波群：          节律解释：

题 9

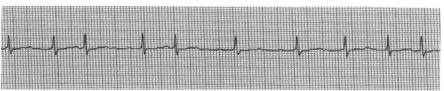

节律：                心率：                P 波：

PR 间期：           QRS 波群：          节律解释：

题 10

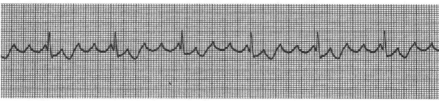

节律：                心率：                P 波：

PR 间期：           QRS 波群：          节律解释：

题 11

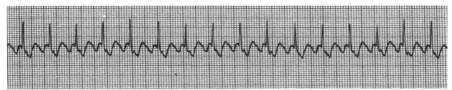

节律：　　　　　　　　　心率：　　　　　　　　　P 波：

PR 间期：　　　　　　　QRS 波群：　　　　　　节律解释：

题 12

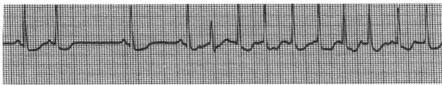

节律：　　　　　　　　　心率：　　　　　　　　　P 波：

PR 间期：　　　　　　　QRS 波群：　　　　　　节律解释：

题 13

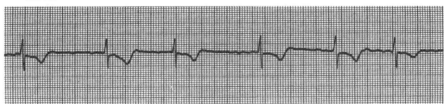

节律：　　　　　　　　　心率：　　　　　　　　　P 波：

PR 间期：　　　　　　　QRS 波群：　　　　　　节律解释：

题 14

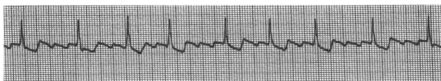

节律：　　　　　　　　　心率：　　　　　　　　　P 波：

PR 间期：　　　　　　　QRS 波群：　　　　　　节律解释：

题 15

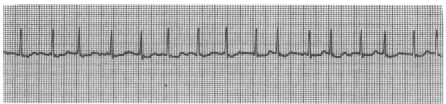

节律：                    心率：                    P 波：

PR 间期：                QRS 波群：               节律解释：

题 16

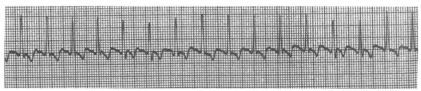

节律：                    心率：                    P 波：

PR 间期：                QRS 波群：               节律解释：

题 17

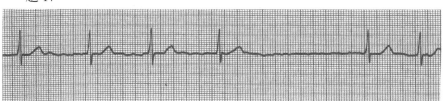

节律：                    心率：                    P 波：

PR 间期：                QRS 波群：               节律解释：

题 18

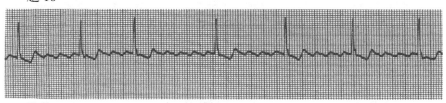

节律：                    心率：                    P 波：

PR 间期：                QRS 波群：               节律解释：

题 19

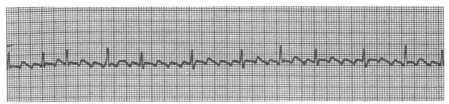

节律：　　　　　　　　　心率：　　　　　　　　P 波：

PR 间期：　　　　　　　QRS 波群：　　　　　节律解释：

题 20

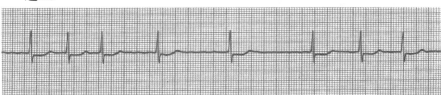

节律：　　　　　　　　　心率：　　　　　　　　P 波：

PR 间期：　　　　　　　QRS 波群：　　　　　节律解释：

题 21

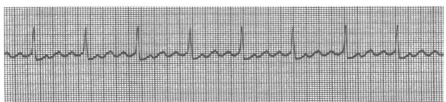

节律：　　　　　　　　　心率：　　　　　　　　P 波：

PR 间期：　　　　　　　QRS 波群：　　　　　节律解释：

题 22

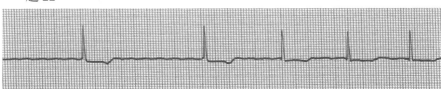

节律：　　　　　　　　　心率：　　　　　　　　P 波：

PR 间期：　　　　　　　QRS 波群：　　　　　节律解释：

题 23

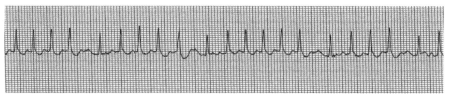

节律：              心率：              P 波：

PR 间期：          QRS 波群：          节律解释：

题 24

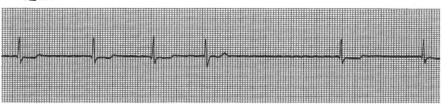

节律：              心率：              P 波：

PR 间期：          QRS 波群：          节律解释：

题 25

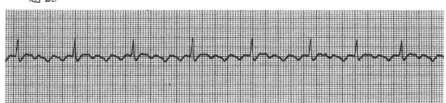

节律：              心率：              P 波：

PR 间期：          QRS 波群：          节律解释：

题 26

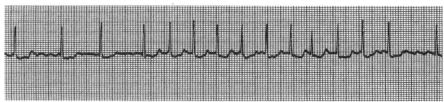

节律：              心率：              P 波：

PR 间期：          QRS 波群：          节律解释：

题 27

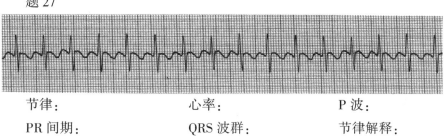

节律：                    心率：                    P 波：

PR 间期：                QRS 波群：                节律解释：

题 28

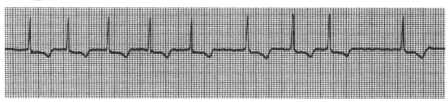

节律：                    心率：                    P 波：

PR 间期：                QRS 波群：                节律解释：

题 29

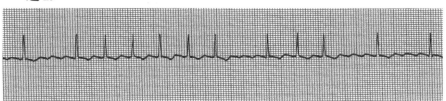

节律：                    心率：                    P 波：

PR 间期：                QRS 波群：                节律解释：

题 30

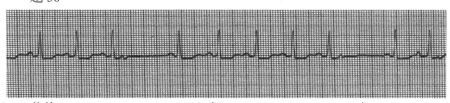

节律：                    心率：                    P 波：

PR 间期：                QRS 波群：                节律解释：

题 31

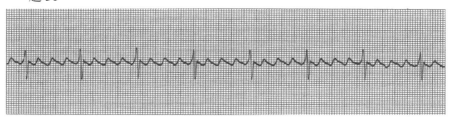

节律：                          心率：                          P 波：

PR 间期：                      QRS 波群：                    节律解释：

题 32

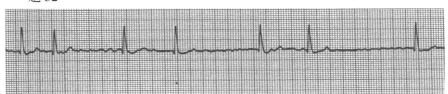

节律：                          心率：                          P 波：

PR 间期：                      QRS 波群：                    节律解释：

题 33

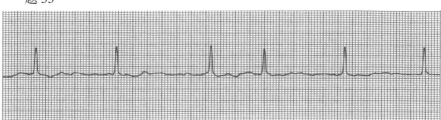

节律：                          心率：                          P 波：

PR 间期：                      QRS 波群：                    节律解释：

题 34

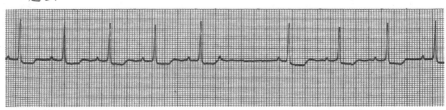

节律：                          心率：                          P 波：

PR 间期：                      QRS 波群：                    节律解释：

题 35

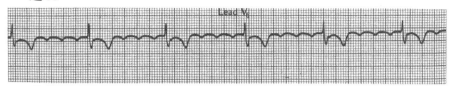

节律：　　　　　　　　　　心率：　　　　　　　　　　P 波：

PR 间期：　　　　　　　　　QRS 波群：　　　　　　　　节律解释：

题 36

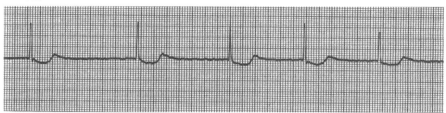

节律：　　　　　　　　　　心率：　　　　　　　　　　P 波：

PR 间期：　　　　　　　　　QRS 波群：　　　　　　　　节律解释：

题 37

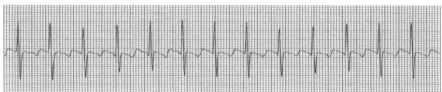

节律：　　　　　　　　　　心率：　　　　　　　　　　P 波：

PR 间期：　　　　　　　　　QRS 波群：　　　　　　　　节律解释：

题 38

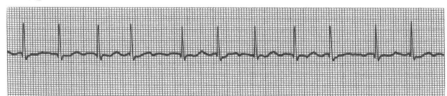

节律：　　　　　　　　　　心率：　　　　　　　　　　P 波：

PR 间期：　　　　　　　　　QRS 波群：　　　　　　　　节律解释：

题 39

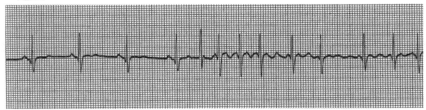

节律：            心率：            P 波：

PR 间期：          QRS 波群：        节律解释：

题 40

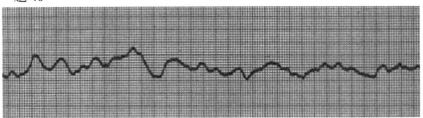

节律：            心率：            P 波：

PR 间期：          QRS 波群：        节律解释：

题 41

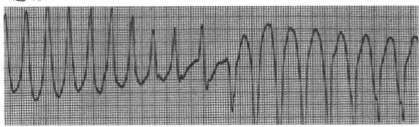

节律：            心率：            P 波：

PR 间期：          QRS 波群：        节律解释：

题 42

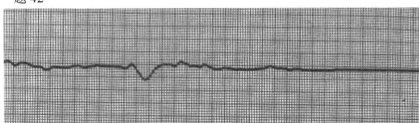

节律：            心率：            P 波：

PR 间期：          QRS 波群：        节律解释：

题 43

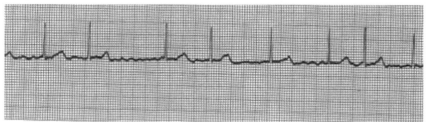

节律：　　　　　　　　心率：　　　　　　　P 波：

PR 间期：　　　　　　QRS 波群：　　　　　节律解释：

题 44

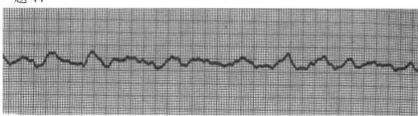

节律：　　　　　　　　心率：　　　　　　　P 波：

PR 间期：　　　　　　QRS 波群：　　　　　节律解释：

题 45

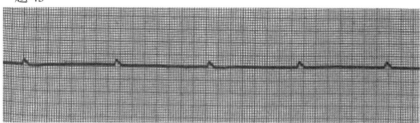

节律：　　　　　　　　心率：　　　　　　　P 波：

PR 间期：　　　　　　QRS 波群：　　　　　节律解释：

题 46

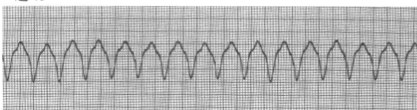

节律：　　　　　　　　心率：　　　　　　　P 波：

PR 间期：　　　　　　QRS 波群：　　　　　节律解释：

题 47

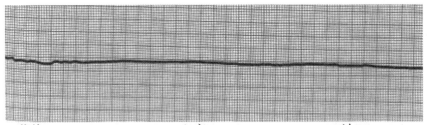

节律： 心率： P 波：

PR 间期： QRS 波群： 节律解释：

题 48

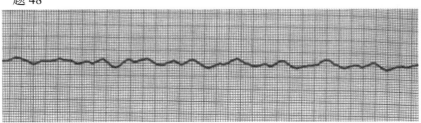

节律： 心率： P 波：

PR 间期： QRS 波群： 节律解释：

题 49

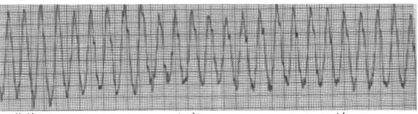

节律： 心率： P 波：

PR 间期： QRS 波群： 节律解释：

题 50

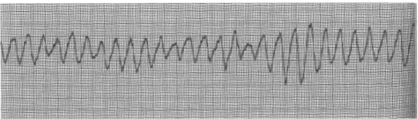

节律： 心率： P 波：

PR 间期： QRS 波群： 节律解释：

题 51

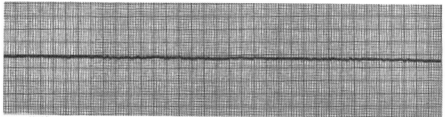

节律：                心率：                P 波：
PR 间期：            QRS 波群：            节律解释：

题 52

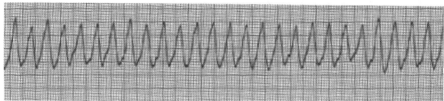

节律：                心率：                P 波：
PR 间期：            QRS 波群：            节律解释：

题 53

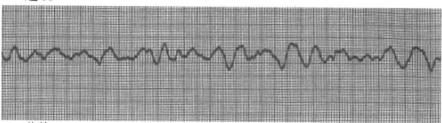

节律：                心率：                P 波：
PR 间期：            QRS 波群：            节律解释：

题 54

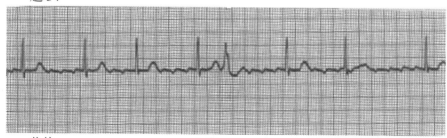

节律：                心率：                P 波：
PR 间期：            QRS 波群：            节律解释：

题 55

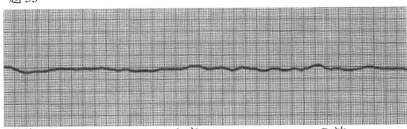

节律：　　　　　　　　心率：　　　　　　　　P 波：

PR 间期：　　　　　　　QRS 波群：　　　　　　节律解释：

题 56

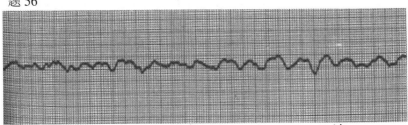

节律：　　　　　　　　心率：　　　　　　　　P 波：

PR 间期：　　　　　　　QRS 波群：　　　　　　节律解释：

题 57

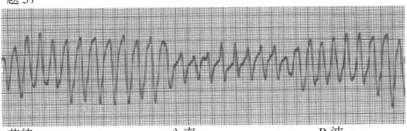

节律：　　　　　　　　心率：　　　　　　　　P 波：

PR 间期：　　　　　　　QRS 波群：　　　　　　节律解释：

题 58

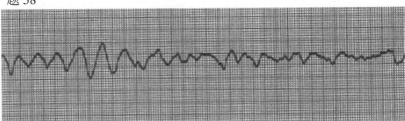

节律：　　　　　　　　心率：　　　　　　　　P 波：

PR 间期：　　　　　　　QRS 波群：　　　　　　节律解释：

题 59

节律：　　　　　　　　心率：　　　　　　　　P 波：

PR 间期：　　　　　　　QRS 波群：　　　　　　节律解释：

题 60

节律：　　　　　　　　心率：　　　　　　　　P 波：

PR 间期：　　　　　　　QRS 波群：　　　　　　节律解释：

题 61

节律：　　　　　　　　心率：　　　　　　　　P 波：

PR 间期：　　　　　　　QRS 波群：　　　　　　节律解释：

题 62

节律：　　　　　　　　心率：　　　　　　　　P 波：

PR 间期：　　　　　　　QRS 波群：　　　　　　节律解释：

题 63

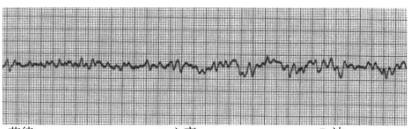

节律：　　　　　　　　　心率：　　　　　　　　P 波：

PR 间期：　　　　　　　QRS 波群：　　　　　　节律解释：

题 64

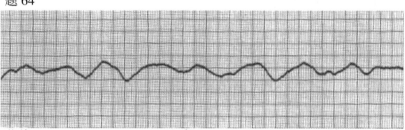

节律：　　　　　　　　　心率：　　　　　　　　P 波：

PR 间期：　　　　　　　QRS 波群：　　　　　　节律解释：

题 65

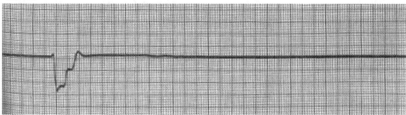

节律：　　　　　　　　　心率：　　　　　　　　P 波：

PR 间期：　　　　　　　QRS 波群：　　　　　　节律解释：

题 66

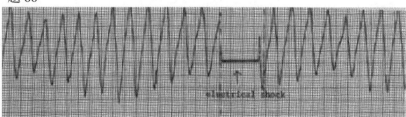

节律：　　　　　　　　　心率：　　　　　　　　P 波：

PR 间期：　　　　　　　QRS 波群：　　　　　　节律解释：

题 67

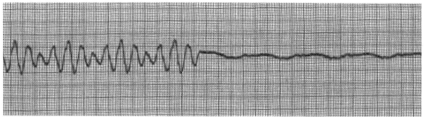

节律：　　　　　　　　心率：　　　　　　　　P 波：

PR 间期：　　　　　　　QRS 波群：　　　　　　节律解释：

题 68

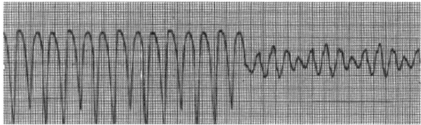

节律：　　　　　　　　心率：　　　　　　　　P 波：

PR 间期：　　　　　　　QRS 波群：　　　　　　节律解释：

题 69

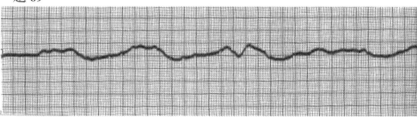

节律：　　　　　　　　心率：　　　　　　　　P 波：

PR 间期：　　　　　　　QRS 波群：　　　　　　节律解释：

题 70

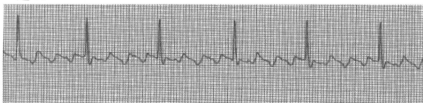

节律：　　　　　　　　心率：　　　　　　　　P 波：

PR 间期：　　　　　　　QRS 波群：　　　　　　节律解释：

题 71

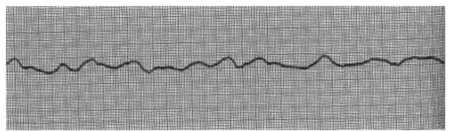

节律：　　　　　　　　心率：　　　　　　　　P 波：

PR 间期：　　　　　　QRS 波群：　　　　　　节律解释：

# 第七章　传导阻滞

## 第一节　概　述

### 一、概念

传导阻滞是心脏传导系统中激动传导异常最多见的一种类型，它包括传导延缓和传导中断。病因可以是传导系统的器质性损害，也可能是迷走神经张力增高引起的功能性抑制，或是药物作用及位相性影响。

### 二、分类

传导阻滞分类见图7-1。意外传导包括超常传导、裂隙现象、韦金斯基现象。本章暂不叙述。

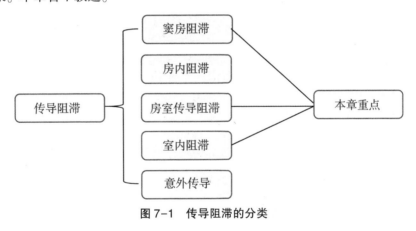

**图7-1　传导阻滞的分类**

## 第二节　窦房阻滞

### 一、概念

窦房阻滞（sinoatrial block）是窦房结冲动的短暂阻滞，即窦房结产生的冲动，部分或全部不能到达心房，引起心房和心室停搏，常见R-R间期延长（图7-2）。

窦性停搏（sinus arrest）是指窦房结一过性或持续性完全停止活动的状态。

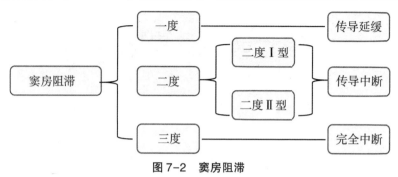

图 7-2　窦房阻滞

普通心电图机不能直接描记出窦房结电位，故一度窦房阻滞不能观察到，三度窦房阻滞难与窦性停搏相鉴别。

## 二、心电图特征

### （一）一度窦房阻滞

表现为窦房传导时间的延长，在体表心电图上难以诊断。

### （二）二度窦房阻滞

1. 二度 I 型窦房阻滞　心电图特点见图 7-3。

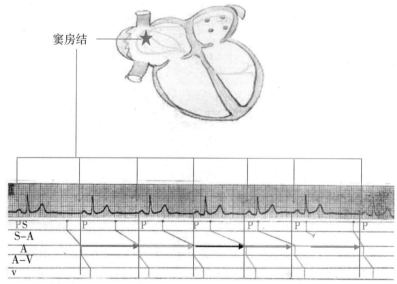

第1个周期开始可见PP间期逐渐缩短，出现一个长P间期且长PP间期小于两个短PP间期之和

图 7-3　二度 I 型窦房阻滞

- P 波：所有 P 波都起源于窦房结，形态相同。

- PR 间期：0.12~0.20 s。

- QRS 波群：0.08~0.12 s。

- PP 间期逐渐缩短，直至脱落一个 P 波，PP 间期又突然延长。

- 较长的 PP 间期短于期前 PP 间期的 2 倍。

2. 二度Ⅱ型窦房阻滞  心电图特点见图 7-4。

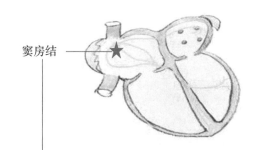

窦房结

PP间期延长，为窦性心律PP间期的两倍

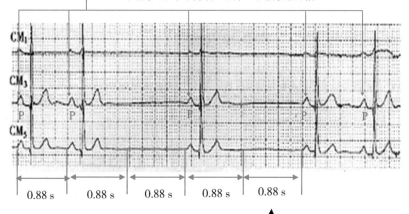

0.88 s  0.88 s  0.88 s  0.88 s  0.88 s

窦性心律的R-R间期

**图 7-4  二度Ⅱ型窦房阻滞**

- P 波：所有 P 波都起源于窦房结，形态相同。

- PR 间期：0.12~0.20 s。

- QRS 波群：0.08~0.12 s。

- 突然脱落一个 P 波及 QRS 波。

- 脱落部分的 RR 间期（PP 间期）是正常窦性心律 PP 间期的整数倍。

## （三）三度窦房阻滞

一度和三度窦房阻滞在体表心电图上难以判断。三度窦房阻滞心电图特点见图7-5。

- P波：所有P波都起源于窦房结，形态相同。
- PR间期：0.12~0.20 s。
- QRS波群：0.08~0.12 s。
- 突然脱落一个P波及QRS波。
- 长PP间期与正常PP间期无倍数关系。

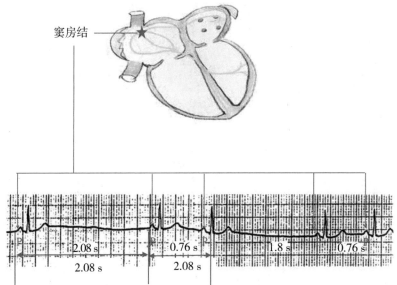

窦房结

2.08 s   0.76 s   1.8 s   0.76 s

2.08 s   2.08 s

P波、QRS波脱落部分的PP间期与正常的PP间期不成倍数关系，难与窦性停搏相鉴别。

**图7-5　三度窦房阻滞**

## 三、临床症状

窦房阻滞临床症状取决于P波连续脱漏的次数和长PP间期的时限，可呈间歇性发作，多以心率缓慢所致脑、心、肾等脏器供血不足症状为主，轻者仅表现为头晕、乏力、眼花、失眠、记忆力差、反应迟钝或易激动等，重者可引起短暂黑蒙、近乎晕厥或阿-斯综合征。

## 四、临床意义

在心肌梗死、心肌炎、心肌病等窦房结和心房传导通路障碍时有重要意义。可见于病态窦房结综合征、高钾血症、药物（洋地黄、奎尼丁等）影响等。健康人也有因迷走神经过度紧张而发生（如运动员）。

# 第三节　房室阻滞

## 一、概念

房室阻滞（atrioventricular block，AVB）是临床上常见的一种心律异常，是指心房发出的激动，由于房室结、希氏束（His 束）、左右束支等房室传导系统的传导功能障碍，导致传导延迟或中断的状态。

## 二、分类

根据其阻滞程度分类如图 7-6 所示。

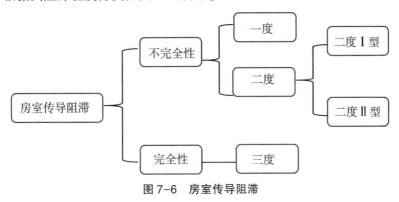

图 7-6　房室传导阻滞

- 通常分析 P 波与 QRS 波的关系就可以了解房室传导情况。
- 在房内的结间束（尤其是前结间束）传导延缓即可引起 PR 间期延长。
- 通常房室结和希氏束是常见的发生传导阻滞的部位。
- 若左、右束支或三支（右束支及左束支的前、后分支）同时出现传导阻滞，也归于房室阻滞。
- 注意：阻滞部位越低，潜在节律点的稳定性越差，危险性就越大。
- 准确地判断房室阻滞发生的部位需要借助于希氏束电图。本章不再叙述。
- 房室阻滞多数是由器质性心脏病所致，少数可见于迷走神经张力增高的正常人。

## 三、心电图特征

### (一) 一度房室阻滞 (first degree atrioventricular block，I°AVB)

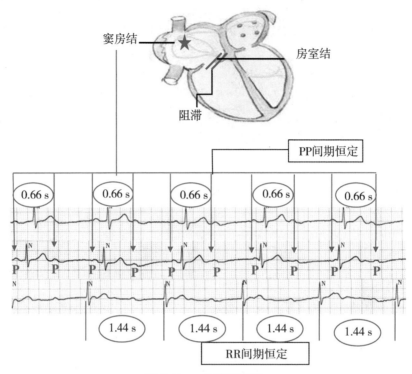

图 7-7　一度房室阻滞

- PR 间期>0. 20 s。
- P 波后均有 QRS 波。
- PR 间期恒定。

注：PR 间期可随年龄、心率而变化，故诊断标准需与其情况相适应。

### (二) 二度房室阻滞 (second degree atrioventricular block，II°AVB)

通常将二度房室传导阻滞分为 I 型和 II 型。

1. 二度 I 型房室阻滞 (II°I AVB)　即传导间歇性中断 (图 7-8)。

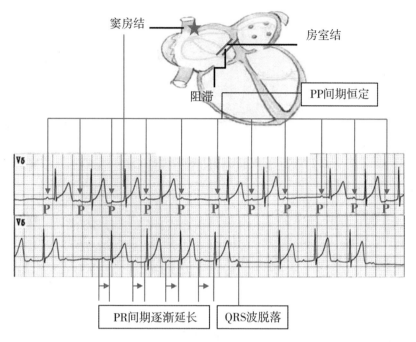

图 7-8  二度 I 型房室阻滞

- PR 间期逐渐延长，最终导致一个 QRS 波脱落。
- QRS 波脱落后的下一个心搏周期，又从正常 PR 间期开始。
- PP 间期恒定。

2. 二度 II 型房室阻滞（II°II AVB）  心电图特点见图 7-9。

- P 波后突然脱落一个 QRS 波。
- PR 间期恒定。
- PP 间期恒定。

（三）三度房室阻滞（complete atrioventricular block），即传导
完全中断

三度房室阻滞的心电图特点见图 7-10。

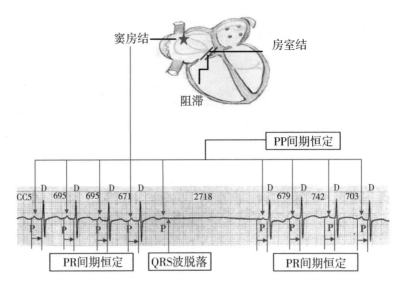

图 7-9　二度Ⅱ型房室阻滞

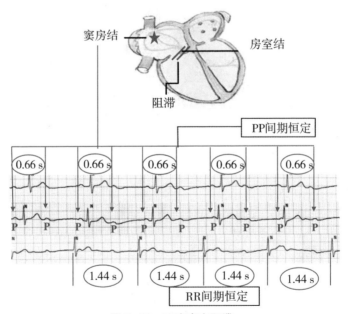

图 7-10　三度房室阻滞

- P 波与 QRS 波之间无关联。
- PR 间期不规则。
- PP 间期恒定；R-R 间期恒定。

• P 波个数>QRS 波个数（PP 间期<R-R 间期）。

## 四、临床症状

一度房室阻滞患者通常无症状，听诊可有第一心音强度减弱。

二度房室阻滞，临床上可无症状，也可有心悸、乏力、头晕、心脏停跳感等不适。二度Ⅰ型房室阻滞患者第一心音强度逐渐减弱并有心搏脱漏，二度Ⅱ型房室阻滞患者第一心音强度恒定但有间歇性心搏脱漏。

三度房室阻滞临床症状与心室率的快慢和伴随病变有关，心室率很慢时，可有乏力、头晕、胸闷、心功能不全的表现，甚至发生阿-斯综合征或猝死。听诊第一心音可强弱不等，心律不规则，可听到响亮清晰的第一心音（大炮音）。

## 五、临床意义

房室传导阻滞的临床意义见图 7-11。一度及二度Ⅰ型房室阻滞一般多为一过性，若能及时治疗，一般预后良好。仅有部分患者发展成为高度或三度房室阻滞，是功能性迷走神经张力亢进，药物的毒副作用或电解质紊乱所致。治疗主要是根据病因治疗，这两种房室阻滞由于其发生部位往往在希氏束以上，多不需要特殊治疗。

二度Ⅱ型及三度房室阻滞因阻滞多在希氏束以下或房室脱节，一般均需安装临时或永久型起搏器。

一度房室阻滞及二度Ⅰ型房室阻滞多为生理性因素，常无症状，一般无须起搏治疗。二度Ⅱ型房室阻滞多为病理性，三度房室阻滞多为严重病理性，均需起搏治疗。

注意：二度房室阻滞中 2∶1、3∶1 或 4∶1 传导阻滞提示可能需要暂时或永久起搏治疗，尤其是对心室率慢的患者。

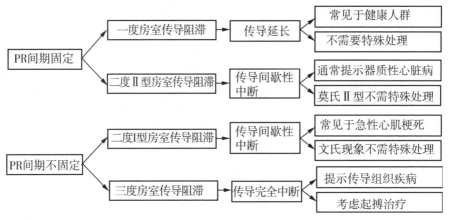

图 7-11　房室传导阻滞的临床意义

## 六、趣味学习

将心电图中的 P 波表示为小 P 同学，QRS 波表示为小 Q 同学，见图 7-12、13。

小P和小Q是好朋友，
在同一所高中上学。

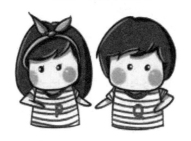

毕业后分别去了两所大学，
一个在东边，一个在西边。

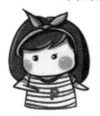 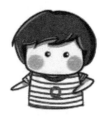

一度房室传导阻滞：PR间期持续> 0.20 s

图 7-12　房室阻滞趣味学习（一）

虽然距离远，但是两人坚持见面。

但每年暑假小Q要社会实践，两人没法见面。

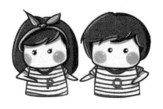

二度Ⅱ型房室传导阻滞：PR间期固定，规律性地出现QRS波脱落

时间长了，慢慢两个人见面次数越来越少。

偶尔因为小Q社会实践，两人没法见面。

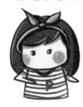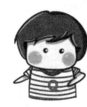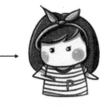

二度Ⅰ型房室传导阻滞：PR间期逐渐延长，直至脱落一个QRS波

大学毕业后，小Q选择了出国，两人的生活就再没有交集。

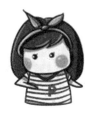国内

国外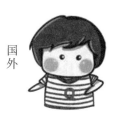

三度房室传导阻滞：P波与QRS波群无固定的时间关系，P波频率快于QRS频率

**图7-13　房室阻滞趣味学习（二）**

# 第四节 室内传导阻滞

## 一、概念

室内传导阻滞（intraventricular block）指希氏束以外的室内传导系统发生的阻滞（图7-14）。

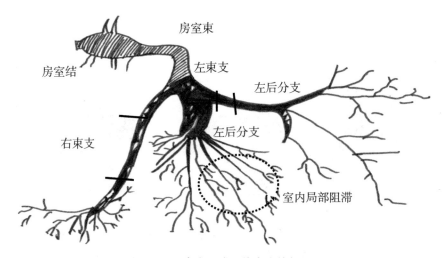

**图7-14 束支阻滞可能发生的部位**

## 二、分类

1. **根据QRS波群的时限分类** 见图7-15。

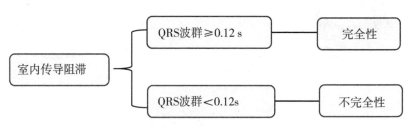

**图7-15 室内传导阻滞按QRS波群的时限分类**

2. 根据阻滞部位分类　见图 7-16。

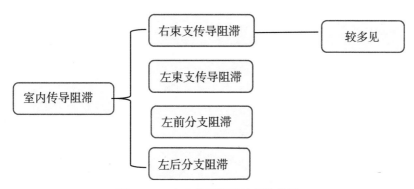

图 7-16　室内传导阻滞按部位分类

注：①左束支粗而短，由双侧冠状动脉分支供血，不易发生传导阻滞，如有发生，多为器质性病变所致。②右束支细长，由单侧冠状动脉分支供血，故传导阻滞多见。

## 三、心电图特征

1. 右束支传导阻滞（RBBB）　见图 7-17。

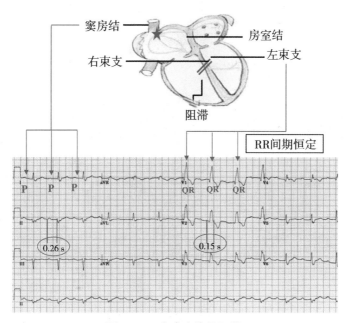

图 7-17　右束支传导阻滞

- QRS 波群时限≥0.12 s 为完全性，<0.12 s 为不完全性。
- QRS 波前半部接近正常，后半部在多数导联，如Ⅰ、Ⅱ、aVL、aVF、

$V_4 \sim V_6$ 等表现为具有宽而有切迹的 S 波，其时限 ≥0.04 s。

● aVR 导联呈 QR 型，其 R 波宽而有切迹，最有特征性变化的是 $V_1$ 导联，呈 rsR′型的 M 波形（兔子耳朵）（图 7-18）。

● 继发性 ST-T 改变：$V_1$、$V_2$ 导联 ST 段轻度压低，T 波倒置。

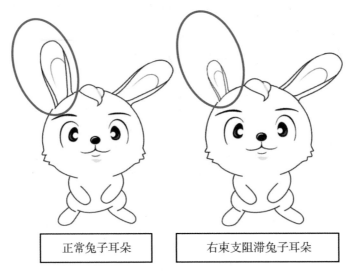

正常兔子耳朵　　　　右束支阻滞兔子耳朵

图 7-18　M 波形（兔子耳朵）

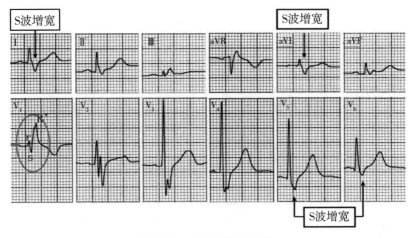

图 7-19　右束支传导阻滞

2. 左束支传导阻滞（LBBB）　见图 7-20。

● QRS 波群时限 ≥0.12 s 为完全性，<0.12 s 为不完全性。

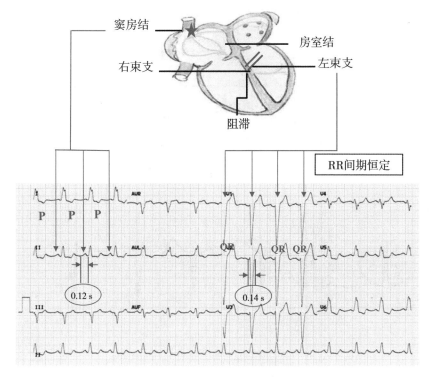

图 7-20　左束支传导阻滞

• Ⅰ、$V_5$、$V_6$ 导联 q 波减小或消失，呈现粗钝单向 R 波。

• $V_1$、$V_2$ 导联常呈 QS 形，或有一极小 r 波，主波（R 或 S 波）增宽，顶峰粗钝或有切迹。

• 后支较前支为迟缓，Ⅰ、$V_5$、$V_6$ 导联常无 S 波，心电轴有不同程度的左偏趋势。

• ST-T 方向与 QRS 主波方向相反。

3. 左前分支传导阻滞（LAFB）　见图 7-21。

• 心电轴明显左偏达-30°～ -90°，超过-45°者诊断价值更大。

• QRS 波在Ⅱ、Ⅲ、aVF 导联呈 rS 型，$S_Ⅲ > S_Ⅱ$。

• Ⅰ、aVL 导联呈 qR 型。

• aVL 导联的 R 波大于Ⅰ导联的 R 波。

• QRS 时限无明显增宽，但轻度延长，<0. 12 s。

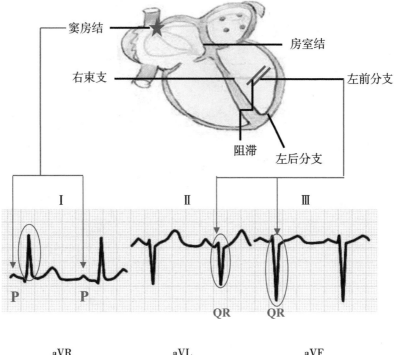

图 7-21　左前分支传导阻滞

4. 左后分支传导阻滞（LPFB）　见图 7-22。

● 临床上没有右室肥大而心电轴明显右偏达 90°～120°，以超过 110°为可靠。

● QRS 波在 aVL 导联呈 rS 型，aVF 导联呈 qR 型，Ⅲ导联 R 波特别高。

● QRS 时限正常或稍增宽，增加量<0.02 s。

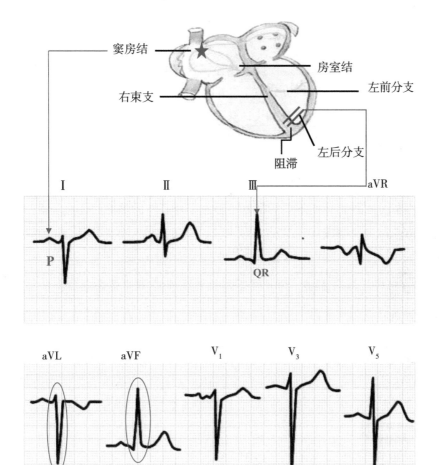

**图 7-22　左后分支传导阻滞**

## 四、临床症状

右束支传导阻滞：除原发病外无特殊症状。体检时，听诊可出现第二心音顺分裂。

左束支传导阻滞：无特殊症状。体检时，听诊可出现收缩期前奔马律或第二心音的反常分裂。

左前分支传导阻滞：单纯的左前分支传导阻滞本身无特殊临床表现。

左后分支传导阻滞：临床上左后分支传导阻滞的发生率比左前分支传导阻滞少。但其病理意义比左前分支传导阻滞重要，一旦发生，往往表示有较广泛的严重心肌损害。

## 五、临床意义

右束支细长，主要由左前降支供血，其不应期一般比左束支长，发生阻滞较多见。右束支阻滞可以发生于各种器质性心脏病，也可见于健康人。

左束支粗而短，由双侧冠状动脉分支供血，不易发生传导阻滞。如有发生，大多为器质性病变所致。

左前分支细长，支配左心室左前上方，主要由左前降支供血，易发生传导障碍。单独左前分支阻滞意义不大，可见于正常人。

左后分支较粗，向下向后散开，分布于左心室的隔面，具有双重血液供应，故左后分支阻滞比较少见。单独左后分支少见，多伴右束支传导阻滞。诊断应排除其他引起电轴右偏的原因。

同是三度 AVB，为什么下位逸搏点在房室交界区者的安全性高于下位逸搏点在心室者？

下位逸搏点在房室交界区者，QRS 波往往是正常宽度（窄）的、频率 40~60 次/min，交界区的起搏稳定性相对较好。反之，下位逸搏点在心室者，QRS 波往往是宽的，频率<40 次/min，心室起搏稳定性差，说停就停，所以危险性大，遇到这种三度 AVB 时应提高警觉性，积极、迅速处理。

**小结**

●传导阻滞的病因可能是传导系统的器质性损害，也可能是迷走神经张力增高引起的功能性抑制或药物作用。

●正常情况下，除极起源于窦房结，经房室结、希氏束、希氏束的左右束支、左束支的左前分支和左后分支传导至心室。

●传导异常可以发生在心脏这些传导路径上的任何部位。

●房室结和希氏束的传导异常可以是部分性的（一度和二度房室阻滞），也可以是完全性的（三度房室阻滞）。

1. 各类型传导阻滞特点

| 部位 | 窦房阻滞 | 房内阻滞 | 房室阻滞 | 束支阻滞 | 分支阻滞 |
|------|----------|----------|----------|----------|----------|
| 异常点 | P 波节律异常 | P 波增宽 | PR 间期异常 | QRS 波异常、增宽 | QRS 波电轴偏移 |

2. 心脏传导系统正常与否的判断

| 异常部位 | 重点观察导联 | 重点看内容 | 重要异常点 |
|---|---|---|---|
| 窦房结 | Ⅱ、aVR | P波方向、形态、节律 | 无P波或P波形态、方向异常 |
| 窦房结→心房 | 全部，尤其Ⅱ、V₁ | PP间期长短、有无规律变化 | 长PP间期=整数倍规律PP间期或PP间期渐短直到P波脱漏 |
| 心房内 | 全部，尤其Ⅱ、V₁ | P波宽度 | P波增宽 |
| 房室交界区 | 全部，尤其Ⅱ、V₁ | PR间期是否固定、长短、规律 | 一度：PR间期延长；二度：有QRS脱漏；三度：P波与QRS波关系不固定、无规律 |
| 心室左右束支 | V₁、V₆ | QRS波形态、时间 | 右束支：V₁呈rsR型；左束支：V₆呈宽R波 |
| 左前分支、左后分支 | Ⅰ、Ⅲ | QRS主波方向确定电轴偏移 | 左前分支：严重左偏；左后分支：严重右偏 |

# 实战练习

题1

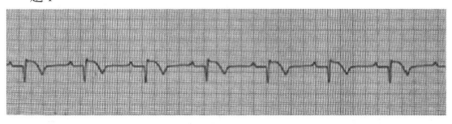

节律：　　　　　　　　心率：　　　　　　　　P波：

PR间期：　　　　　　 QRS波群：　　　　　　 节律解释：

题 2

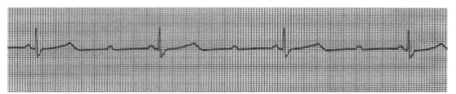

节律：                    心率：                    P 波：

PR 间期：                QRS 波群：                节律解释：

题 3

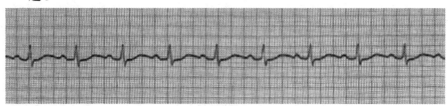

节律：                    心率：                    P 波：

PR 间期：                QRS 波群：                节律解释：

题 4

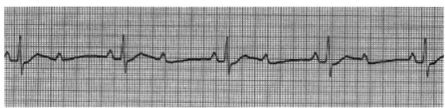

节律：                    心率：                    P 波：

PR 间期：                QRS 波群：                节律解释：

题 5

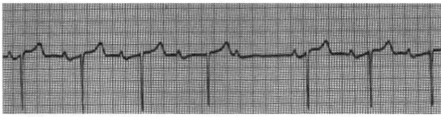

节律：                    心率：                    P 波：

PR 间期：                QRS 波群：                节律解释：

题 6

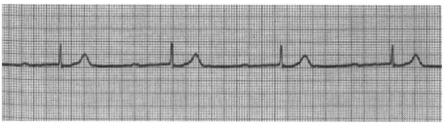

节律：　　　　　　　　　心率：　　　　　　　　　P 波：

PR 间期：　　　　　　　　QRS 波群：　　　　　　　节律解释：

题 7

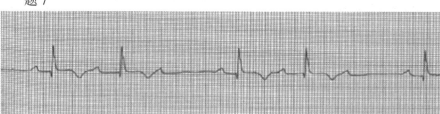

节律：　　　　　　　　　心率：　　　　　　　　　P 波：

PR 间期：　　　　　　　　QRS 波群：　　　　　　　节律解释：

题 8

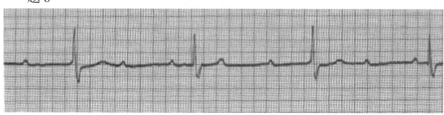

节律：　　　　　　　　　心率：　　　　　　　　　P 波：

PR 间期：　　　　　　　　QRS 波群：　　　　　　　节律解释：

题 9

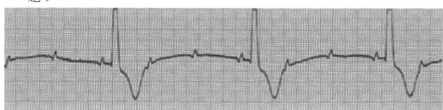

节律：　　　　　　　　　心率：　　　　　　　　　P 波：

PR 间期：　　　　　　　　QRS 波群：　　　　　　　节律解释：

题 10

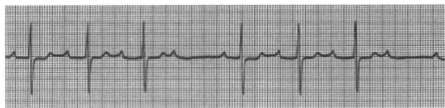

节律：　　　　　　　　心率：　　　　　　　　P 波：

PR 间期：　　　　　　　QRS 波群：　　　　　　节律解释：

题 11

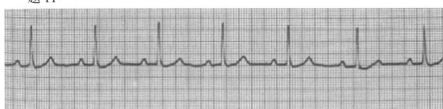

节律：　　　　　　　　心率：　　　　　　　　P 波：

PR 间期：　　　　　　　QRS 波群：　　　　　　节律解释：

题 12

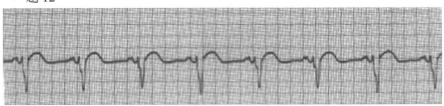

节律：　　　　　　　　心率：　　　　　　　　P 波：

PR 间期：　　　　　　　QRS 波群：　　　　　　节律解释：

题 13

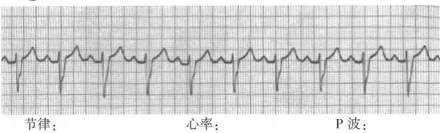

节律：　　　　　　　　心率：　　　　　　　　P 波：

PR 间期：　　　　　　　QRS 波群：　　　　　　节律解释：

题 14

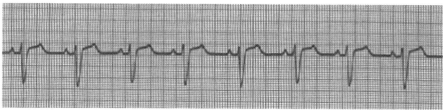

节律：　　　　　　　　心率：　　　　　　　　P 波：

PR 间期：　　　　　　QRS 波群：　　　　　　节律解释：

题 15

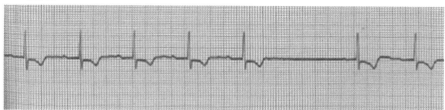

节律：　　　　　　　　心率：　　　　　　　　P 波：

PR 间期：　　　　　　QRS 波群：　　　　　　节律解释：

题 16

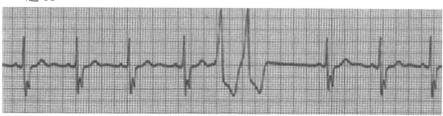

节律：　　　　　　　　心率：　　　　　　　　P 波：

PR 间期：　　　　　　QRS 波群：　　　　　　节律解释：

题 17

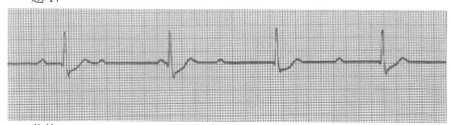

节律：　　　　　　　　心率：　　　　　　　　P 波：

PR 间期：　　　　　　QRS 波群：　　　　　　节律解释：

题 18

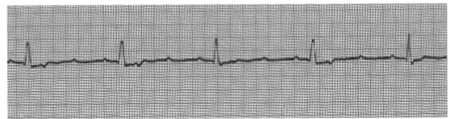

节律： 心率： P 波：

PR 间期： QRS 波群： 节律解释：

题 19

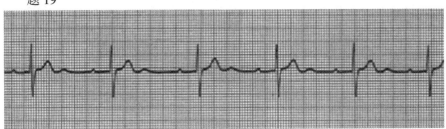

节律： 心率： P 波：

PR 间期： QRS 波群： 节律解释：

题 20

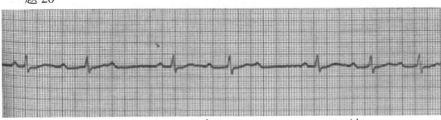

节律： 心率： P 波：

PR 间期： QRS 波群： 节律解释：

题 21

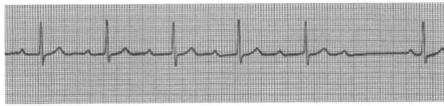

节律： 心率： P 波：

PR 间期： QRS 波群： 节律解释：

题 22

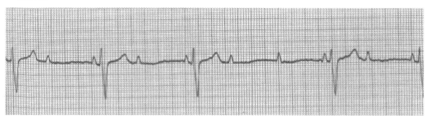

节律： 心率： P 波：

PR 间期： QRS 波群： 节律解释：

题 23

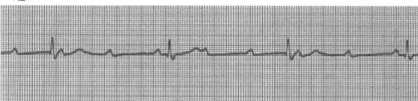

节律： 心率： P 波：

PR 间期： QRS 波群： 节律解释：

题 24

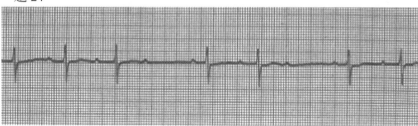

节律： 心率： P 波：

PR 间期： QRS 波群： 节律解释：

题 25

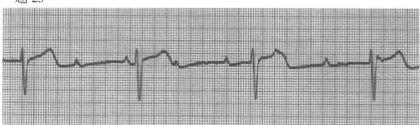

节律： 心率： P 波：

PR 间期： QRS 波群： 节律解释：

题 26

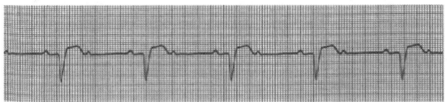

节律：　　　　　　　　　心率：　　　　　　　　　P 波：

PR 间期：　　　　　　　　QRS 波群：　　　　　　　节律解释：

题 27

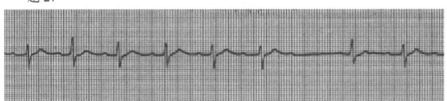

节律：　　　　　　　　　心率：　　　　　　　　　P 波：

PR 间期：　　　　　　　　QRS 波群：　　　　　　　节律解释：

题 28

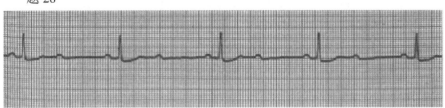

节律：　　　　　　　　　心率：　　　　　　　　　P 波：

PR 间期：　　　　　　　　QRS 波群：　　　　　　　节律解释：

题 29

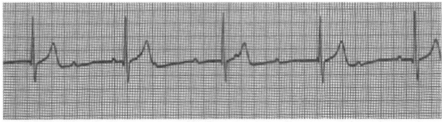

节律：　　　　　　　　　心率：　　　　　　　　　P 波：

PR 间期：　　　　　　　　QRS 波群：　　　　　　　节律解释：

题 30

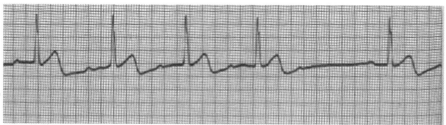

节律：　　　　　　　　　心率：　　　　　　　　P 波：

PR 间期：　　　　　　　　QRS 波群：　　　　　　节律解释：

题 31

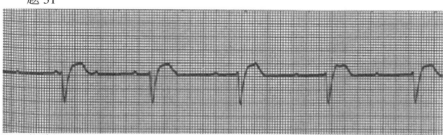

节律：　　　　　　　　　心率：　　　　　　　　P 波：

PR 间期：　　　　　　　　QRS 波群：　　　　　　节律解释：

题 32

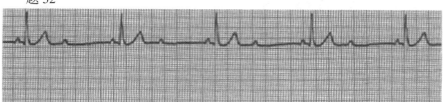

节律：　　　　　　　　　心率：　　　　　　　　P 波：

PR 间期：　　　　　　　　QRS 波群：　　　　　　节律解释：

题 33

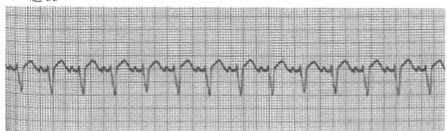

节律：　　　　　　　　　心率：　　　　　　　　P 波：

PR 间期：　　　　　　　　QRS 波群：　　　　　　节律解释：

题 34

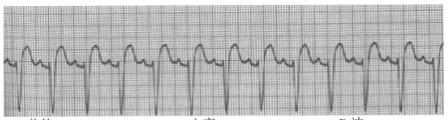

节律：　　　　　　　　心率：　　　　　　　　P 波：

PR 间期：　　　　　　　QRS 波群：　　　　　　节律解释：

题 35

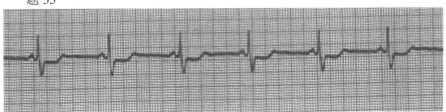

节律：　　　　　　　　心率：　　　　　　　　P 波：

PR 间期：　　　　　　　QRS 波群：　　　　　　节律解释：

题 36

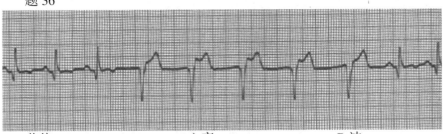

节律：　　　　　　　　心率：　　　　　　　　P 波：

PR 间期：　　　　　　　QRS 波群：　　　　　　节律解释：

题 37

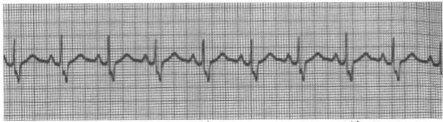

节律：　　　　　　　　心率：　　　　　　　　P 波：

PR 间期：　　　　　　　QRS 波群：　　　　　　节律解释：

题 38

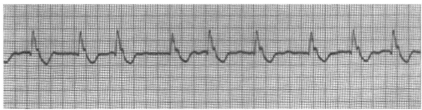

节律：                    心率：                    P 波：

PR 间期：                  QRS 波群：                 节律解释：

题 39

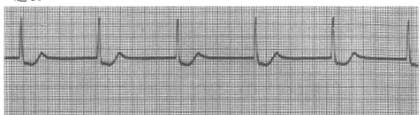

节律：                    心率：                    P 波：

PR 间期：                  QRS 波群：                 节律解释：

题 40

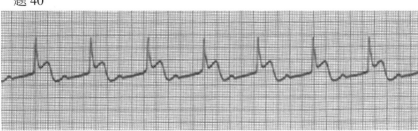

节律：                    心率：                    P 波：

PR 间期：                  QRS 波群：                 节律解释：

题 41

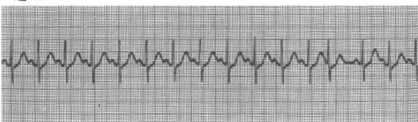

节律：                    心率：                    P 波：

PR 间期：                  QRS 波群：                 节律解释：

题 42

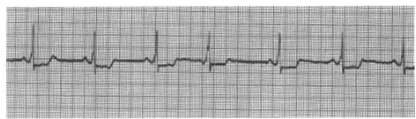

节律：　　　　　　　　　心率：　　　　　　　　P 波：

PR 间期：　　　　　　　QRS 波群：　　　　　　节律解释：

题 43

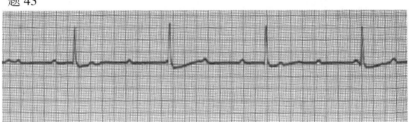

节律：　　　　　　　　　心率：　　　　　　　　P 波：

PR 间期：　　　　　　　QRS 波群：　　　　　　节律解释：

题 44

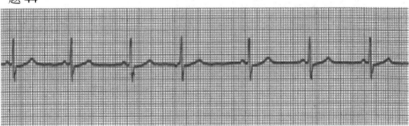

节律：　　　　　　　　　心率：　　　　　　　　P 波：

PR 间期：　　　　　　　QRS 波群：　　　　　　节律解释：

题 45

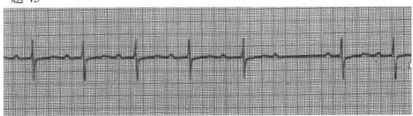

节律：　　　　　　　　　心率：　　　　　　　　P 波：

PR 间期：　　　　　　　QRS 波群：　　　　　　节律解释：

题 46

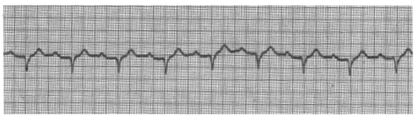

节律： 心率： P 波：
PR 间期： QRS 波群： 节律解释：

题 47

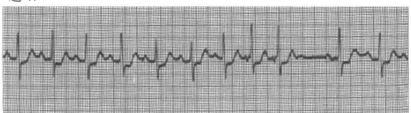

节律： 心率： P 波：
PR 间期： QRS 波群： 节律解释：

题 48

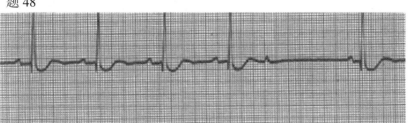

节律： 心率： P 波：
PR 间期： QRS 波群： 节律解释：

题 49

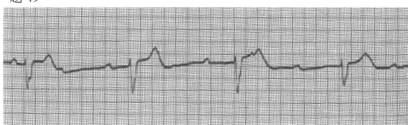

节律： 心率： P 波：
PR 间期： QRS 波群： 节律解释：

题 50

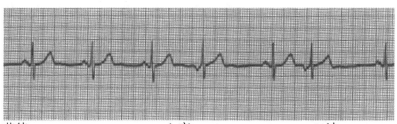

节律：　　　　　　　　　心率：　　　　　　　　　P 波：

PR 间期：　　　　　　　　QRS 波群：　　　　　　　节律解释：

题 51

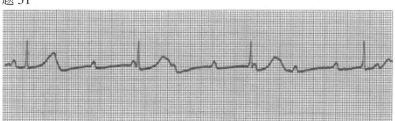

节律：　　　　　　　　　心率：　　　　　　　　　P 波：

PR 间期：　　　　　　　　QRS 波群：　　　　　　　节律解释：

题 52

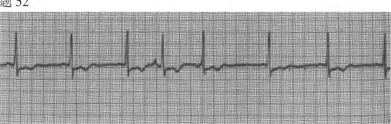

节律：　　　　　　　　　心率：　　　　　　　　　P 波：

PR 间期：　　　　　　　　QRS 波群：　　　　　　　节律解释：

题 53

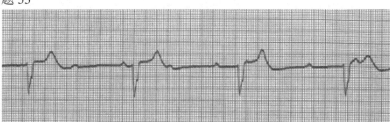

节律：　　　　　　　　　心率：　　　　　　　　　P 波：

PR 间期：　　　　　　　　QRS 波群：　　　　　　　节律解释：

题 54

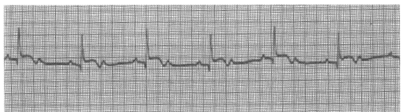

节律： 心率： P 波：

PR 间期： QRS 波群： 节律解释：

题 55

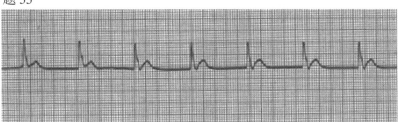

节律： 心率： P 波：

PR 间期： QRS 波群： 节律解释：

题 56

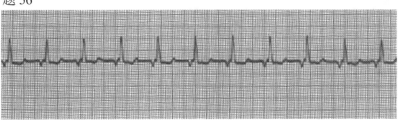

节律： 心率： P 波：

PR 间期： QRS 波群： 节律解释：

题 57

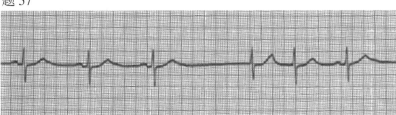

节律： 心率： P 波：

PR 间期： QRS 波群： 节律解释：

题 58

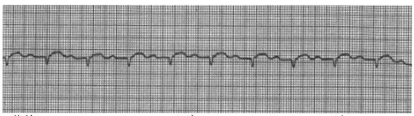

节律：                          心率：                        P 波：

PR 间期：                    QRS 波群：              节律解释：

题 59

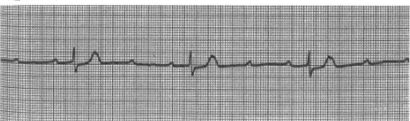

节律：                          心率：                        P 波：

PR 间期：                    QRS 波群：              节律解释：

题 60

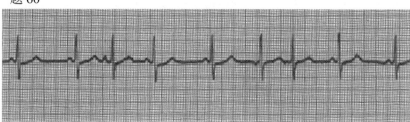

节律：                          心率：                        P 波：

PR 间期：                    QRS 波群：              节律解释：

题 61

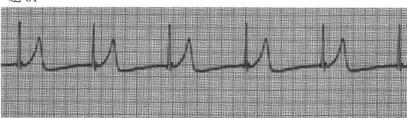

节律：                          心率：                        P 波：

PR 间期：                    QRS 波群：              节律解释：

题 62

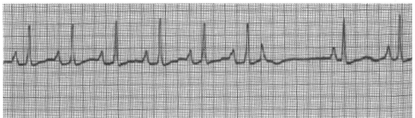

节律：                心率：                P 波：

PR 间期：             QRS 波群：             节律解释：

题 63

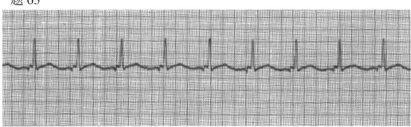

节律：                心率：                P 波：

PR 间期：             QRS 波群：             节律解释：

题 64

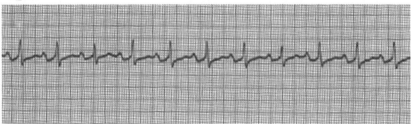

节律：                心率：                P 波：

PR 间期：             QRS 波群：             节律解释：

题 65

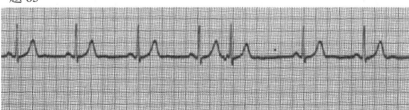

节律：                心率：                P 波：

PR 间期：             QRS 波群：             节律解释：

题 66

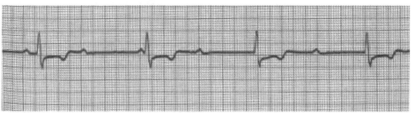

节律：　　　　　　　　心率：　　　　　　　　P 波：

PR 间期：　　　　　　　QRS 波群：　　　　　　节律解释：

题 67

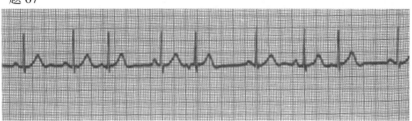

节律：　　　　　　　　心率：　　　　　　　　P 波：

PR 间期：　　　　　　　QRS 波群：　　　　　　节律解释：

题 68

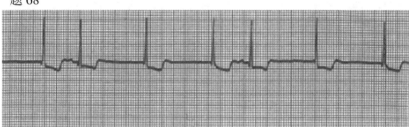

节律：　　　　　　　　心率：　　　　　　　　P 波：

PR 间期：　　　　　　　QRS 波群：　　　　　　节律解释：

题 69

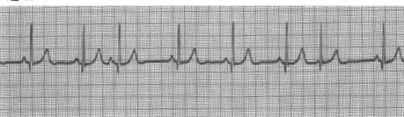

节律：　　　　　　　　心率：　　　　　　　　P 波：

PR 间期：　　　　　　　QRS 波群：　　　　　　节律解释：

题 70

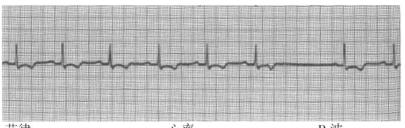

节律：                心率：                P 波：

PR 间期：              QRS 波群：            节律解释：

题 71

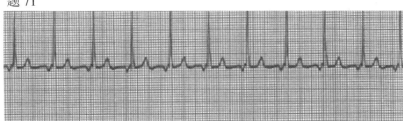

节律：                心率：                P 波：

PR 间期：              QRS 波群：            节律解释：

题 72

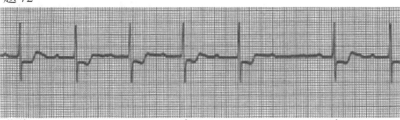

节律：                心率：                P 波：

PR 间期：              QRS 波群：            节律解释：

题 73

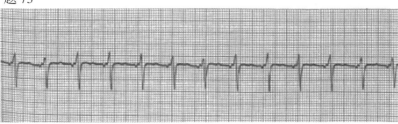

节律：                心率：                P 波：

PR 间期：              QRS 波群：            节律解释：

题 74

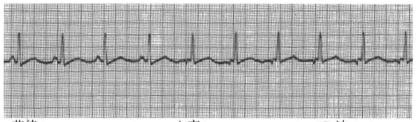

节律：　　　　　　　　　心率：　　　　　　　　　P 波：

PR 间期：　　　　　　　　QRS 波群：　　　　　　　节律解释：

题 75

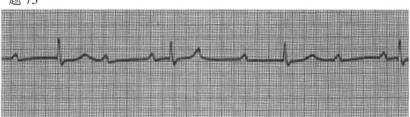

节律：　　　　　　　　　心率：　　　　　　　　　P 波：

PR 间期：　　　　　　　　QRS 波群：　　　　　　　节律解释：

题 76

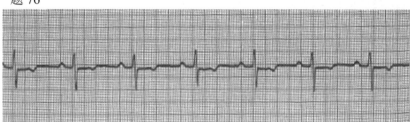

节律：　　　　　　　　　心率：　　　　　　　　　P 波：

PR 间期：　　　　　　　　QRS 波群：　　　　　　　节律解释：

题 77

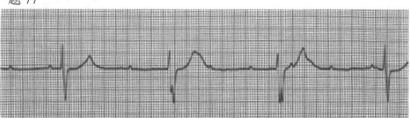

节律：　　　　　　　　　心率：　　　　　　　　　P 波：

PR 间期：　　　　　　　　QRS 波群：　　　　　　　节律解释：

题 79

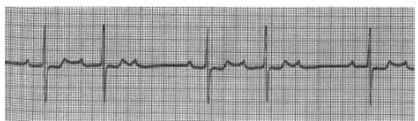

节律：　　　　　　　　　　心率：　　　　　　　　　P 波：

PR 间期：　　　　　　　　QRS 波群：　　　　　　节律解释：

题 79

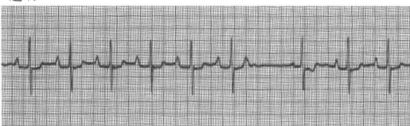

节律：　　　　　　　　　　心率：　　　　　　　　　P 波：

PR 间期：　　　　　　　　QRS 波群：　　　　　　节律解释：

题 80

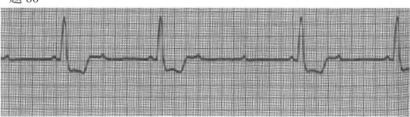

节律：　　　　　　　　　　心率：　　　　　　　　　P 波：

PR 间期：　　　　　　　　QRS 波群：　　　　　　节律解释：

题 81

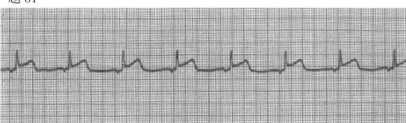

节律：　　　　　　　　　　心率：　　　　　　　　　P 波：

PR 间期：　　　　　　　　QRS 波群：　　　　　　节律解释：

题 82

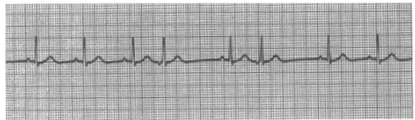

节律：        心率：        P 波：

PR 间期：        QRS 波群：        节律解释：

题 83

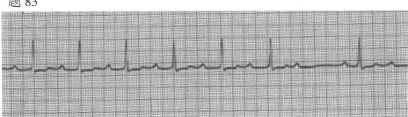

节律：        心率：        P 波：

PR 间期：        QRS 波群：        节律解释：

题 84

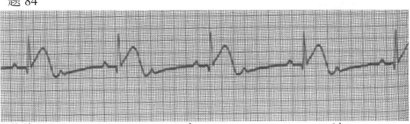

节律：        心率：        P 波：

PR 间期：        QRS 波群：        节律解释：

题 85

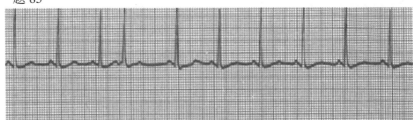

节律：        心率：        P 波：

PR 间期：        QRS 波群：        节律解释：

题 86

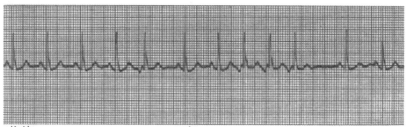

节律：　　　　　　　　　　心率：　　　　　　　　　　P 波：

PR 间期：　　　　　　　　QRS 波群：　　　　　　　节律解释：

题 87

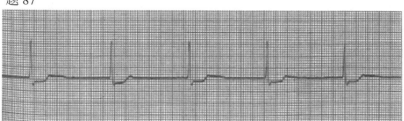

节律：　　　　　　　　　　心率：　　　　　　　　　　P 波：

PR 间期：　　　　　　　　QRS 波群：　　　　　　　节律解释：

题 88

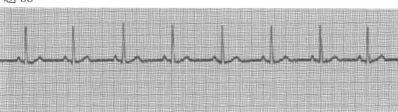

节律：　　　　　　　　　　心率：　　　　　　　　　　P 波：

PR 间期：　　　　　　　　QRS 波群：　　　　　　　节律解释：

题 89

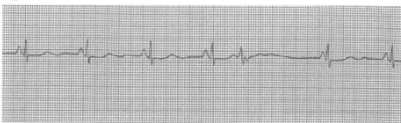

节律：　　　　　　　　　　心率：　　　　　　　　　　P 波：

PR 间期：　　　　　　　　QRS 波群：　　　　　　　节律解释：

题 90

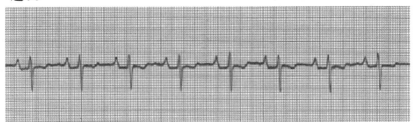

节律：                        心率：                     P 波：

PR 间期：                 QRS 波群：             节律解释：

题 91

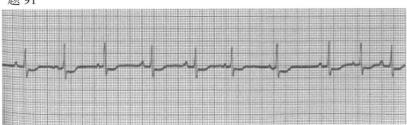

节律：                        心率：                     P 波：

PR 间期：                 QRS 波群：             节律解释：

题 92

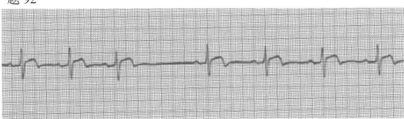

节律：                        心率：                     P 波：

PR 间期：                 QRS 波群：             节律解释：

题 93

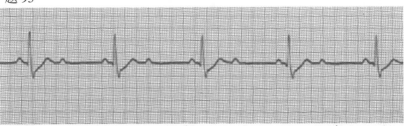

节律：                        心率：                     P 波：

PR 间期：                 QRS 波群：             节律解释：

题 94

节律：　　　　　　　　心率：　　　　　　　P 波：

PR 间期：　　　　　　　QRS 波群：　　　　　节律解释：

题 95

节律：　　　　　　　　心率：　　　　　　　P 波：

PR 间期：　　　　　　　QRS 波群：　　　　　节律解释：

题 96

节律：　　　　　　　　心率：　　　　　　　P 波：

PR 间期：　　　　　　　QRS 波群：　　　　　节律解释：

题 97

节律：　　　　　　　　心率：　　　　　　　P 波：

PR 间期：　　　　　　　QRS 波群：　　　　　节律解释：

题 98

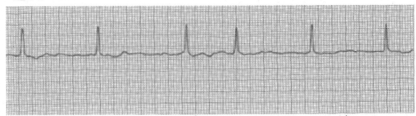

节律：                 心率：                 P 波：

PR 间期：              QRS 波群：             节律解释：

题 99

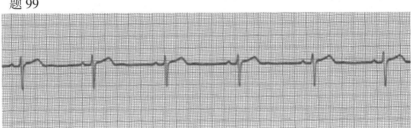

节律：                 心率：                 P 波：

PR 间期：              QRS 波群：             节律解释：

题 100

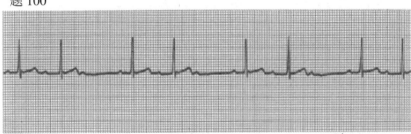

节律：                 心率：                 P 波：

PR 间期：              QRS 波群：             节律解释：

题 101

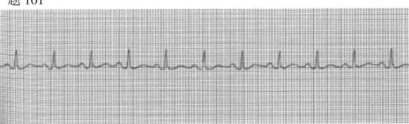

节律：                 心率：                 P 波：

PR 间期：              QRS 波群：             节律解释：

题 102

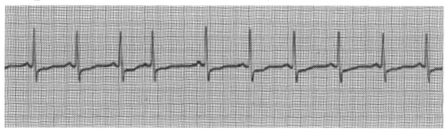

节律：　　　　　　　　　　心率：　　　　　　　　　P 波：

PR 间期：　　　　　　　　QRS 波群：　　　　　　节律解释：

题 103

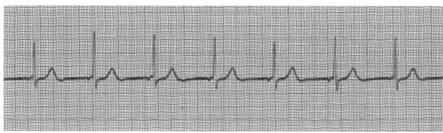

节律：　　　　　　　　　　心率：　　　　　　　　　P 波：

PR 间期：　　　　　　　　QRS 波群：　　　　　　节律解释：

# 第八章　逸搏与逸搏心律

## 一、概念

当窦房结功能降低时，窦房结以下潜在的低位起搏点便自动发出激动，形成逸搏或逸搏心律。这就是被动性异位搏动或心律。发生 1~2 次称逸搏，连发 3 次或以上称逸搏心律。各低位起搏点发生激动的频率并不一致，一般的规律是离窦房结越近，频率越快；反之，则慢（图 8-1）。

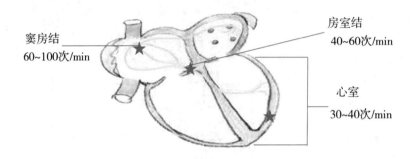

图 8-1　逸搏常见起搏点及频率

心脏起搏点分级及固有频率见表 8-1。

表 8-1　心脏起搏点分级及固有频率

| 心脏水平 | 起搏点分级 | 固有频率 |
| --- | --- | --- |
| 窦性 | 一级起搏点 | 60~100 次/min |
| 房性 | 二级起搏点 | 50~60 次/min |
| 交界性 | 三级起搏点 | 40~60 次/min |
| 室性 | 四级起搏点 | 20~40 次/min |

## 二、分类

根据起搏点的位置可分类如图 8-2 所示。

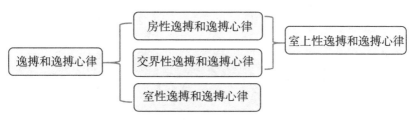

图 8-2　逸搏和逸搏心律的分类

- 交界性最常见，其次是室性，房性最少见。
- 逸搏和逸搏心律不能使用抗心律失常药。

## 三、心电图特征

### (一) 房性逸搏和逸搏心律

1. 房性逸搏（atrial escape）　见图 8-3。

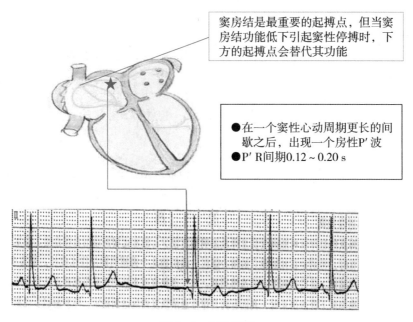

窦房结是最重要的起搏点，但当窦房结功能低下引起窦性停搏时，下方的起搏点会替代其功能

- 在一个窦性心动周期更长的间歇之后，出现一个房性P′波
- P′R间期0.12 ~ 0.20 s

图 8-3　房性逸搏

2. 房性逸搏心律（atrial escape rhythm）　见图 8-4。

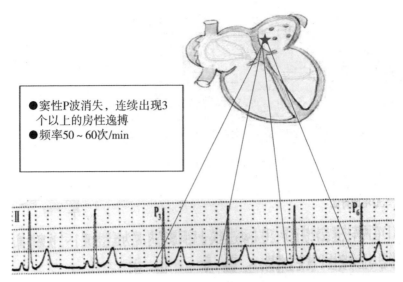

图8-4　房性逸搏心律

## (二) 交界性逸搏和逸搏心律

1. 交界性逸搏（junctional escape）　见图8-5。

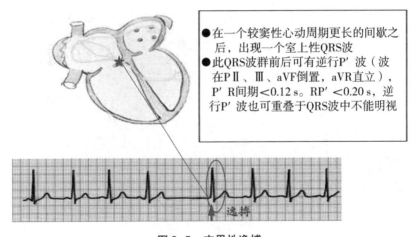

图8-5　交界性逸搏

2. 交界性逸搏心律（junctional escape rhythm）　见图8-6。

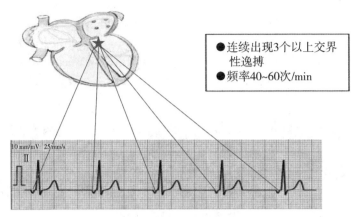

● 连续出现3个以上交界
   性逸搏
● 频率40~60次/min

图 8-6　交界性逸搏心律

## (三) 室性逸搏和逸搏心律

1. 室性逸搏（ventricular escape）　见图 8-7。

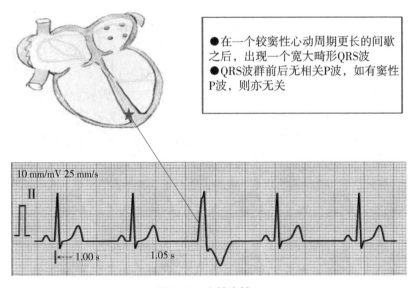

● 在一个较窦性心动周期更长的间歇
   之后，出现一个宽大畸形QRS波
● QRS波群前后无相关P波，如有窦性
   P波，则亦无关

图 8-7　室性逸搏

2. 室性逸搏心律（ventricular escape rhythm）　见图 8-8。

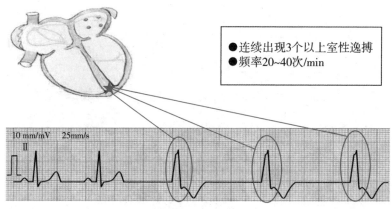

●连续出现3个以上室性逸搏
●频率20~40次/min

10 mm/mV 25mm/s
II

图8-8 室性逸搏心律

## 四、临床症状

患者出现短暂逸搏和逸搏心律时无临床症状，但持久、缓慢的逸搏心律可引起血流动力学障碍，患者可伴随不同程度的心悸、头晕、黑蒙、晕厥等心脑缺血症状。

## 五、临床意义

交界性逸搏及逸搏心律本身是一种生理性代偿机制，是一种最常见的逸搏心律。短暂的交界性逸搏心律可见于迷走神经对窦房结的抑制作用，或洋地黄中毒等；持续存在的交界性逸搏心律多见于器质性心脏病。

室性逸搏心律是最严重的一种逸搏心律，说明交界区自律性亦低下，常提示双结（窦房结、房室结）病变。见于完全性房室阻滞、药物中毒、电解质紊乱，以及严重的器质性心脏病的临终前心律。

如何区分"期前收缩"和"逸搏"

因逸搏的产生不是"主动、抢夺"的，因此心率往往慢。下面我们将用图来说明。另外，越是低位的逸搏点，心电越不稳定，越容易发生心电静止，即心脏停搏。

轻松分析，联想记忆

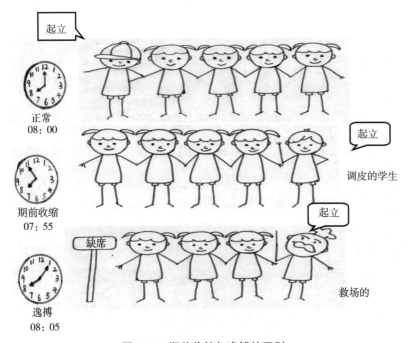

**图8-9 期前收缩与逸搏的区别**

小结

●逸搏与逸搏心律：延迟发生的心搏或心律。

●各种原因致心率缓慢或出现长间期时，下一级起搏点代偿性发出冲动，暂时控制心脏，形成逸搏或逸搏心律。

●各低位起搏点发生激动的频率并不一致，一般的规律是离窦房结越近，频率越快；反之，则慢。

●发生1~2次称逸搏，连发3次或以上称逸搏心律。

●根据起搏点的位置可分为房性逸搏、交界性逸搏、室性逸搏和逸搏心律。交界性最常见，其次是室性，房性最少见。

●逸搏和逸搏心律的心电图特征见本章节内容。

●越是低位的逸搏点，心电越不稳定，越容易发生心电静止，即心脏停搏。

# 实战练习

题 1

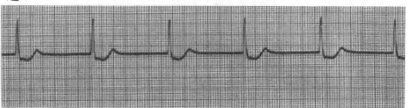

节律：                         心率：                  P 波：

PR 间期：                    QRS 波群：            节律解释：

题 2

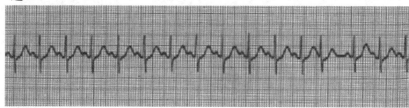

节律：                          心率：                  P 波：

PR 间期：                    QRS 波群：            节律解释：

题 3

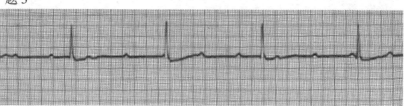

节律：                          心率：                  P 波：

PR 间期：                    QRS 波群：            节律解释：

题 4

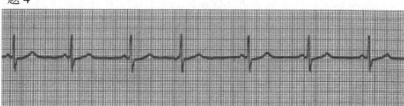

节律：                          心率：                  P 波：

PR 间期：                    QRS 波群：            节律解释：

题 5

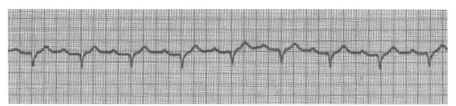

节律：　　　　　　　　　心率：　　　　　　　　P 波：

PR 间期：　　　　　　　QRS 波群：　　　　　　节律解释：

题 6

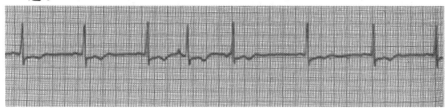

节律：　　　　　　　　　心率：　　　　　　　　P 波：

PR 间期：　　　　　　　QRS 波群：　　　　　　节律解释：

题 7

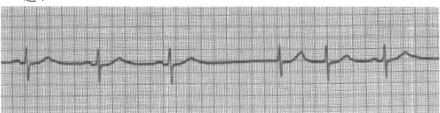

节律：　　　　　　　　　心率：　　　　　　　　P 波：

PR 间期：　　　　　　　QRS 波群：　　　　　　节律解释：

题 8

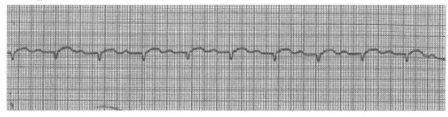

节律：　　　　　　　　　心率：　　　　　　　　P 波：

PR 间期：　　　　　　　QRS 波群：　　　　　　节律解释：

题 9

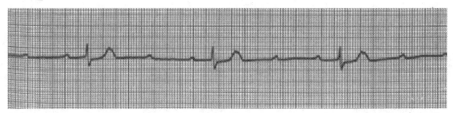

节律：                心率：                P 波：

PR 间期：            QRS 波群：           节律解释：

题 10

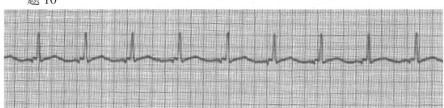

节律：                心率：                P 波：

PR 间期：            QRS 波群：           节律解释：

题 11

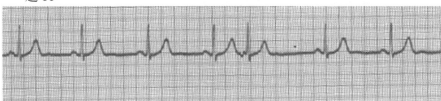

节律：                心率：                P 波：

PR 间期：            QRS 波群：           节律解释：

题 12

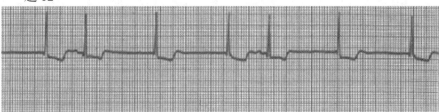

节律：                心率：                P 波：

PR 间期：            QRS 波群：           节律解释：

题 13

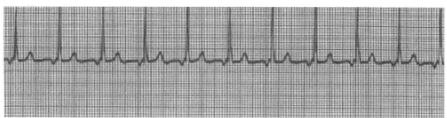

节律：　　　　　　　　　心率：　　　　　　　　P 波：

PR 间期：　　　　　　　QRS 波群：　　　　　节律解释：

题 14

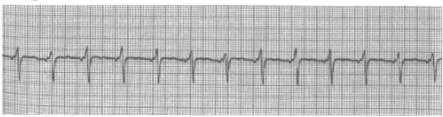

节律：　　　　　　　　　心率：　　　　　　　　P 波：

PR 间期：　　　　　　　QRS 波群：　　　　　节律解释：

题 15

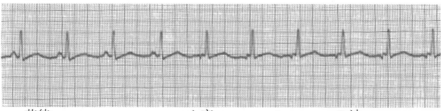

节律：　　　　　　　　　心率：　　　　　　　　P 波：

PR 间期：　　　　　　　QRS 波群：　　　　　节律解释：

题 16

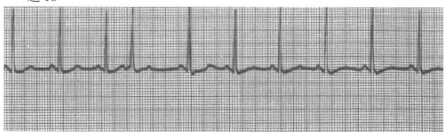

节律：　　　　　　　　　心率：　　　　　　　　P 波：

PR 间期：　　　　　　　QRS 波群：　　　　　节律解释：

题 17

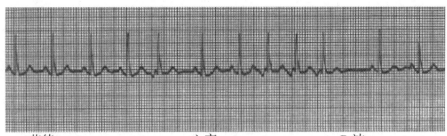

节律：　　　　　　　　　心率：　　　　　　　　P 波：

PR 间期：　　　　　　　QRS 波群：　　　　　　节律解释：

题 18

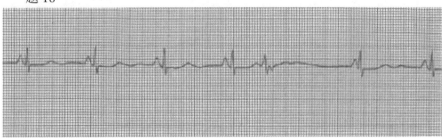

节律：　　　　　　　　　心率：　　　　　　　　P 波：

PR 间期：　　　　　　　QRS 波群：　　　　　　节律解释：

题 19

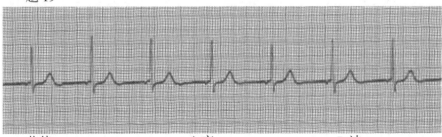

节律：　　　　　　　　　心率：　　　　　　　　P 波：

PR 间期：　　　　　　　QRS 波群：　　　　　　节律解释：

# 第九章 心肌缺血、损伤与急性心肌梗死

## 第一节 心肌缺血与损伤

### 一、概念

心肌缺血（myocardial ischemia）是指心脏的血液灌注减少，导致心脏的供氧减少，心肌能量代谢不正常，不能支持心脏正常工作的一种病理状态。通常发生在冠状动脉粥样硬化基础上。

当心肌某一部分缺血时，影响到心室复极的正常进行，并可使缺血区相关导联发生 ST-T 异常改变。心肌缺血的心电图改变类型取决于缺血的严重程度、持续时间和缺血发生部位。

### 二、心肌缺血的心电图特征

#### （一）缺血型心电图改变

正常情况下，心外膜处的动作电位时程较心内膜短，心外膜完成复极早于心内膜，因此心室肌复极过程可看作是从心外膜开始向心内膜方向推进。发生心肌缺血时，复极过程发生改变，心电图上出现 T 波变化（图 9-1）。心肌缺血分为慢性缺血和急性缺血，其特征如下。

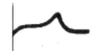
A.正常ST段和T波

B.心内膜下心肌缺血：T波直立高耸

C.心外膜下心肌缺血：T波深倒置

图 9-1 心肌缺血与 T 波变化

1. 慢性缺血心电图

（1）50%的心电图显示可正常；

（2）可出现 ST 段下移和（或）T 波低平、倒置；

（3）可出现心律失常。

2. 急性缺血心电图

（1）典型心绞痛：心脏负荷增加时，心内膜下缺血。发作时 ST 段水平型或下斜型下移≥0.1 mV 和（或）T 波倒置。

（2）变异型心绞痛：因冠状动脉痉挛导致暂时性透壁性心肌缺血。心电图似心肌梗死超急性期，但持续时间短，ST 段很快回落基线。心电图表现为 ST 段抬高、T 波高耸直立，对应导联 ST 段下移，无病理性 Q 波。

（二）损伤型心电图改变

心肌缺血除了可出现 T 波改变外，还可出现损伤型 ST 改变。损伤型 ST 段偏移可表现为 ST 段压低及 ST 段抬高两种类型（图 9-2）。

心外膜下：面向损伤区的导联出现 ST 段抬高。

心内膜下：面向损伤区的导联出现 ST 段压低。

抬高的 ST 段可以凹面向上或者凹面向下。

压低的 ST 段多为凹面向上，也可以呈水平型压低。

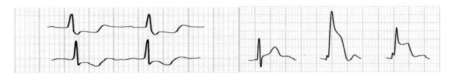

图 9-2　损伤型 ST 段改变

三、临床症状

心肌缺血与损伤的临床症状根据缺血、缺氧的程度有不同的表现特征，有时可无症状，有时也可有不同程度的心绞痛症状。

四、临床意义

心肌缺血的心电图可仅仅表现为 ST 段改变或者 T 波改变，也可同时出现 ST-T 改变。临床上发现约一半的冠心病患者未发作心绞痛时，心电图正常，而仅于心绞痛发作时记录到 ST-T 动态改变。约 10% 的冠心病患者在心肌缺血发作时心电图正常或仅有轻度 ST-T 变化。

心电图上 ST-T 改变是各种原因引起的心肌复极异常的共同表现，在做出心肌缺血的心电图诊断之前，必须紧密结合临床资料进行鉴别诊断。

# 第二节 急性心肌梗死

## 一、概念

急性心肌梗死（acute myocardial infarction，AMI）是指冠状动脉急性、持续性缺血缺氧所引起的心肌坏死。是在冠状动脉粥样硬化基础上发生完全性或不完全性闭塞所致，属于冠心病的严重类型。除了出现临床症状及心肌坏死标记物升高外，心电图的特征性改变对确定心肌梗死的诊断和治疗方案，以及判断患者的病情和预后起着重要作用。

## 二、急性心肌梗死心电图的特征

心肌梗死的临床过程千差万别，但心电图最早的改变是 T 波，随之是 ST 段，Q 波出现相对较晚，因此对于入院的心肌梗死患者，准确辨别 ST-T 改变及病理性 Q 波，对快速、准确诊治心肌梗死至关重要。

1. 缺血型心电图改变　缺血 T 波特点见图 9-3。

（1）T 波两肢对称，底部窄、波顶尖。

（2）心内膜缺血 T 波高耸，心外膜缺血 T 波深倒。

（3）缺血 T 波呈动态演变过程。心内膜缺血时间短，可很快发展成为透壁性缺血。

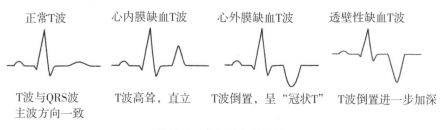

| 正常T波 | 心内膜缺血T波 | 心外膜缺血T波 | 透壁性缺血T波 |

T波与QRS波主波方向一致　　T波高耸，直立　　T波倒置，呈"冠状T"　　T波倒置进一步加深

图9-3　各期缺血性 T 波

2. 损伤型心电图改变　损伤 ST 段特点见图 9-4。

（1）T 波高尖时可有 ST 段压低，反映心内膜缺血和损伤。

（2）各种形态的 ST 段抬高。

（3）损伤所表现的 ST 段改变也呈动态演变。

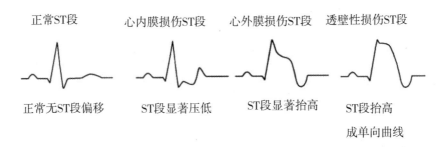

正常ST段　　　　心内膜损伤ST段　　　心外膜损伤ST段　　　透壁性损伤ST段

正常无ST段偏移　　　ST段显著压低　　　　ST段显著抬高　　　　ST段抬高

成单向曲线

**图 9-4　各期损伤型 ST 段**

3. 坏死型心电图改变　坏死 Q 波特点：Q 波宽度>0.03 s 或 Q 波振幅≥1/4R 或 Q 波有顿挫及切迹，如图 9-5 所示。

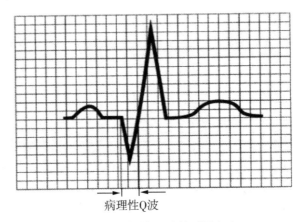

病理性Q波

**图 9-5　病理性 Q 波的测量方法**

### 三、急性心肌梗死的心电图演变及分期

### (一) 急性心肌梗死心电图分期

急性心肌梗死发生后，心电图的变化随着心肌缺血、损伤、坏死的发展和恢复而呈现一定演变规律。根据心电图图形的演变过程和演变时间可分为超急性期、急性期、亚急性期、陈旧期 (图 9-6)。

正常　　超急性期　　　　急性期　　　　　　近期（亚急性期）｜陈旧期

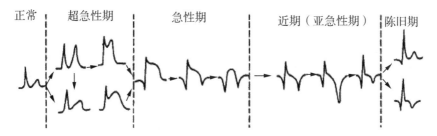

**图 9-6　典型的急性心肌梗死的心电图图形演变过程及分期**

## （二）急性心肌梗死心电图动态性改变

（1）正常心肌　　　　（2）最初几小时　　　　（3）第一天
　　　正常心电图　　　　　R波正常，ST段抬　　　　R波振幅降低
　　　　　　　　　　　　高与T波融合

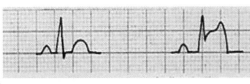

（4）第一天和第二天　　（5）2~3 d 后　　　　　　（6）几周或数月后
　R波大部分消失，抬高的　R波消失，Q波加深，　　Q波持续存在，可以恢复
　ST段开始回落，T波倒置　ST段回落到等电位线，　小 r 波，T波倒置减轻
　　　　　　　　　　　　T波倒置继续存在

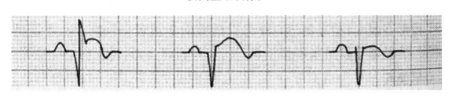

**图 9-7　AMI 的心电图演变**

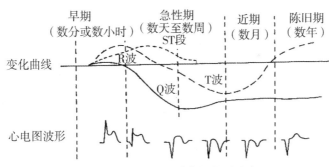

**图 9-8　STAMI 分期及图形演变**

## 四、心肌梗死的定位诊断

### （一）心肌梗死的定位

可根据出现特征性改变（ST 段抬高、Q 波及 T 波变化）的导联来判断，如表 9-1 所示。

**表 9-1　心肌梗死的导联定位**

| 部位 | 导联 | 部位 | 导联 |
| --- | --- | --- | --- |
| 高侧壁 | Ⅰ、aVL | 外侧壁 | $V_5$、$V_6$ |
| 下壁 | Ⅱ、Ⅲ、aVF | 前外侧壁 | $V_3 \sim V_6$ |
| 间隔部 | $V_1$、$V_2$ | 前侧壁 | $V_3 \sim V_6$、Ⅰ、aVL |
| 前壁 | $V_3$、$V_4$ | 侧壁 | $V_5$、$V_6$、Ⅰ、aVL |
| 前间壁 | $V_1 \sim V_4$ | 广泛前壁 | $V_1 \sim V_6$ |
| 心尖部 | $V_3 \sim V_5$ | 正后壁 | $V_7 \sim V_9$ |

### （二）常见部位心肌梗死心电图变化特征

如图 9-9、图 9-10、图 9-11 所示。

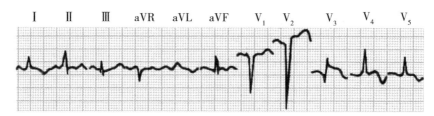

**图 9-9　急性前间壁心肌梗死**

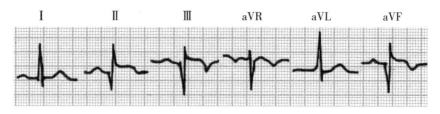

**图 9-10　急性下壁心肌梗死**

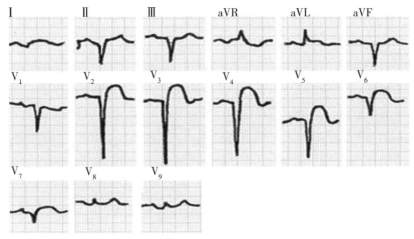

图 9-11　广泛前壁心肌梗死

## （三）心肌梗死相关血管的判断

由于发生心肌梗死的部位多与相应的冠状动脉发生闭塞相关，因此，可根据心电图确定梗死部位并大致判定相关血管。

表 9-2　心肌梗死的部位与相应冠脉供血

| 心室部位 | 供血的冠状动脉 |
| :---: | :---: |
| 下壁 | 右冠状动脉或左回旋支 |
| 侧壁 | 左前降支或左回旋支 |
| 前间壁 | 左前降支 |
| 前壁 | 左前降支 |
| 广泛前壁 | 左前降支 |
| 正后壁 | 左回旋支或右冠状动脉 |
| 右心室 | 右冠状动脉 |

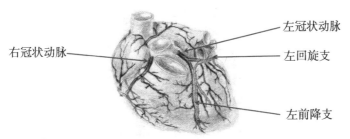

图 9-12　心脏冠状动脉

### 五、临床症状

临床症状与梗死的部位、大小、侧支循环情况密切相关，可分为典型症状和不典型症状。

典型症状：围绕心脏周围的持续性前胸、后背、食管、咽颈颌部、剑突下或上腹部难以忍受的压榨样剧烈疼痛>30 min，休息或含服硝酸甘油片剂后仍不能缓解，伴有出汗、面色苍白和恶心、呕吐。自诉胸"痛"可放射到左上肢尺侧，也可向两肩、双上肢、颈部或两肩胛区放射。

不典型症状：仅表现为胃部、背部、左上肢酸胀和不适。

为什么下壁心肌梗死者，容易发生房室阻滞、窦性停搏或窦房阻滞？

因为多数人的下壁是由右冠状动脉供血，而窦房结和房室交界区是由右冠状动脉供血的。

### 小结

● 心肌缺血通常发生在冠状动脉粥样硬化基础上。当心肌某一部分缺血时，将影响到心室复极的正常进行，并可使缺血区相关导联发生ST-T异常改变。

● 心肌缺血的心电图改变类型取决于缺血的严重程度、持续时间和缺血发生部位。

● 绝大多数心肌梗死是在冠状动脉粥样硬化基础上发生完全性或不完全性闭塞所致，属于冠心病的严重类型。

● 心肌梗死的范围基本上与冠状动脉的分布一致。

● 心肌梗死的部位主要根据心电图坏死型图形出现于哪些导联而做出判断。

● 孤立的右心室心肌梗死很少见，常与下壁梗死并存。发生急性下壁心肌梗死时，若$V_{3R} \sim V_{4R}$导联出现ST段抬高≥0.1 mV，提示还合并右心室心肌梗死。

# 实战练习

题 1

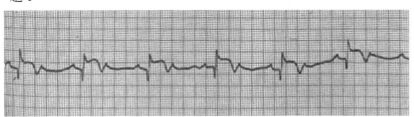

节律：                心率：                P 波：

PR 间期：                QRS 波群：                节律解释：

题 2

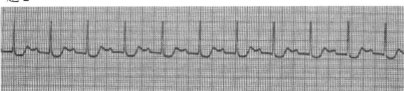

节律：                心率：                P 波：

PR 间期：                QRS 波群：                节律解释：

题 3

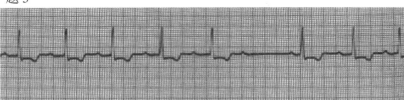

节律：                心率：                P 波：

PR 间期：                QRS 波群：                节律解释：

题 4

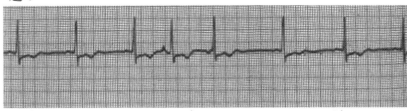

节律：                心率：                P 波：

PR 间期：                QRS 波群：                节律解释：

题 5

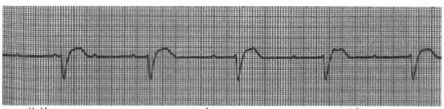

节律：　　　　　　　　心率：　　　　　　　　P 波：

PR 间期：　　　　　　　QRS 波群：　　　　　　节律解释：

题 6

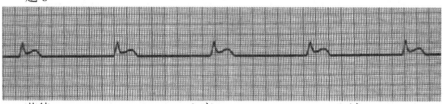

节律：　　　　　　　　心率：　　　　　　　　P 波：

PR 间期：　　　　　　　QRS 波群：　　　　　　节律解释：

# 第十章　药物、电解质对心电图的影响

## 第一节　概　述

心电图的理论基础是心肌产生的生物电，而生物电是由细胞膜内外离子跨膜活动所致，凡是影响细胞膜内外离子浓度差、细胞膜的通透性等因素均可引起生物电的变化，从而影响心电图。

临床上较为常用的洋地黄、胺碘酮等药物及血清电解质浓度异常，均可影响心肌的除极和复极过程，可使心电图发生相应改变，常以 QT 间期是否延长、有无房室阻滞及室性异位节律作为有无药物中毒的指征。

药物及电解质紊乱可通过下列五种途径影响心电图。

• 直接作用于心房肌或心室肌细胞的动作电位，从而改变 P 波或 QRS波群。

• 作用于传导细胞的动作电位，从而影响心率、心律及传导。

• 影响血液动力学或心肌代谢过程，致使心电图发生改变。

• 引起心肌器质性改变，从而影响心电图。

• 以上四种影响的不同结合。

## 第二节　药物对心电图的影响

### 一、洋地黄药物作用及中毒

1. 代表药物　地高辛、毛花苷 C（西地兰）。

洋地黄类制剂是最重要的强心药物，可用于控制某些室上性异位心律。当洋地黄中毒时会引起各种心律失常，因此应该掌握此类心电图特征及表现。

需注意的是洋地黄类制剂主要用于充血性心力衰竭及阵发性室上性心动过速、房扑、房颤的治疗，但禁用于预激综合征伴房颤或房扑、二度及以上的房室阻滞以及室性心动过速。

2. 洋地黄药物作用的心电图诊断条件

（1）以 R 波为主的导联，出现 ST 段下斜型压低，呈鱼钩状，T 波低平、双向或倒置（图 10-1、图 10-2）。

（2）PR 间期轻度延长，QT 间期缩短。

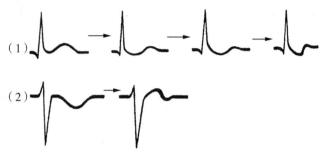

图 10-1　洋地黄型 ST-T 改变

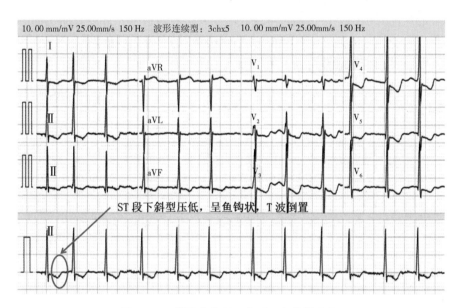

图 10-2　洋地黄作用心电图：鱼钩样改变

3. 洋地黄中毒心电图诊断条件　主要表现为各种心律失常，发生率占中毒患者的 80%~90%。

（1）自律性增高或触发活动引起的心律失常：如室性期前收缩（二联律最常见）、室性心动过速、房性心动过速伴房室阻滞、非阵发性交界性心动过速等（图 10-3、图 10-4）。

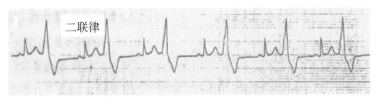

图 10-3　洋地黄中毒：频发室性期前收缩二联律

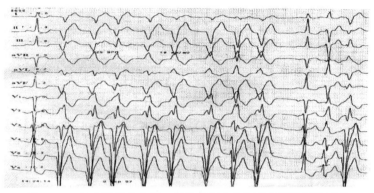

图 10-4　重度洋地黄中毒：频发多源室性期前收缩及短阵室速

（2）缓慢性心律失常：如窦性心动过缓、窦性停搏、窦房阻滞、房室阻滞（图 10-5）。

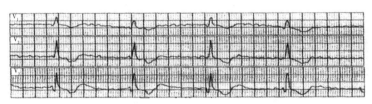

图 10-5　洋地黄中毒：房颤合并三度房室阻滞 室性逸搏心律

4. 洋地黄药物中毒的临床症状　洋地黄中毒临床症状最先表现为胃肠道症状，如食欲减退、恶心、呕吐。

洋地黄中毒最严重的症状为各类心律失常，如室性早搏，多呈二联律或三联律。相对少见的毒性症状为神经系统症状，如视物模糊、黄视、绿视等。

## 二、胺碘酮对心电图的影响

胺碘酮是一种广谱的抗心律失常药物，可延长房室结的传导时间，并抑制旁路传导。胺碘酮对室上性或室性心律失常均有良好的治疗效果，特别适用于危及生命的难治性心律失常，合并心肌缺血和心功能不全的心律失常，以及阵发性室上性心动过速和阵发性房颤的转复。

1. 胺碘酮作用的心电图改变　见图 10-6。

（1）QT 间期明显延长，T 波低平、平坦，U 波明显，有时 TU 融合。

（2）用药过量出现严重的窦性心动过缓、窦房阻滞、房室阻滞。

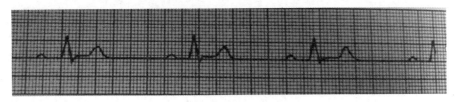

图 10-6　胺碘酮作用心电图

2. 胺碘酮作用的不良反应　胺碘酮可致严重窦性心动过缓、窦性停搏或窦房阻滞，以及房室阻滞、多形性室速伴 QT 延长，严重者可致死。部分患者可表现为甲状腺功能亢进或减退，恶心、呕吐、便秘，角膜下色素沉着，肺间质或肺泡纤维性肺炎。静脉注射时可致低血压、静脉炎。

## 第三节　电解质紊乱对心电图的影响

电解质紊乱（electrolytes disturbance）是指血清电解质浓度的升高与降低，首先影响心肌复极过程，进而引起激动起源与激动传导异常，并反映在心电图上。其中以钾、钙对心电图的影响较为明显。

### 一、高血钾、低血钾

1. 高血钾（hyperkalemia）诊断条件　见图 10-7、图 10-8。

- T 波高尖，且基底部狭窄，两肢对称，呈"帐篷"状。
- PR 间期延长。
- P 波增宽、变小至消失。
- QRS 波增宽畸形、R 波降低、S 波加深。
- QRS 波常与 T 波融合成双相曲线。
- ST 段压低。
- 重症者可出现窦室传导阻滞、房室阻滞、室速、室颤等。

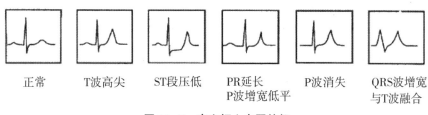

图 10-7　高血钾心电图特征

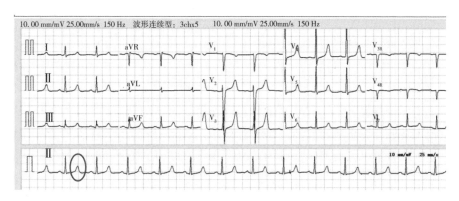

图 10-8　高血钾心电图改变

2. 低血钾（hypokalemia）诊断条件　见图 10-9。

• U 波>0.1 mV，同导联 U 波>T 波。

• T 波增宽、变低至倒置，常与 U 波融合呈双峰状（驼峰状）或双相曲线。

• ST 段压低或下垂。

• QT 或 QU 间期延长。

• 严重时可引起室性、室上性心律失常和房室阻滞。

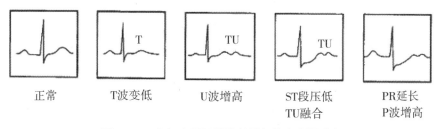

图 10-9　血钾水平逐渐降低引起的心电图改变

3. 高血钾及低血钾的临床症状　高血钾主要表现为心肌收缩功能降低，心律缓慢而不规则，出现各类心律失常，甚至出现室扑、室颤及心脏停搏；此外还会出现皮肤苍白，疲乏无力，四肢松弛性瘫痪，腱反射消失，动作迟钝，嗜睡等中枢神经症状。

低血钾早期主要表现为心肌应激性增强，心动过速，房性、室性期前收缩，更严重者可出现室扑、室颤、心搏骤停；还可出现全身肌无力，肢体软瘫，腱反射减弱或消失；恶心、呕吐、腹胀、肠蠕动减弱或消失；萎靡不振、反应迟钝、嗜睡，甚至昏迷等症状。

4. 临床意义　高血钾主要见于钾盐排泄减少，如慢性肾炎尿毒症；组织细胞破坏，如烧伤、手术、休克、糖尿病酮症酸中毒、溶血等情况下，由于较多组织细胞破坏，钾离子大量进入血清，引起高钾血症；严重高钾血症可出现危及生命的紧急情况，应紧急处理。临床中如遇到严重高钾血症，应谨记首推钙剂；应用胰岛素+葡萄糖、$\beta_2$ 受体激动剂和碱剂，以及紧急透析。

低血钾是临床较常见的电解质紊乱，见于恶心、呕吐、腹泻等胃肠道疾患及术后胃肠减压、长期大量应用排钾利尿剂及糖皮质激素、大量抽放腹水、原发醛固酮增多症等原因所致钾盐丧失过多，或慢性消耗性疾病钾盐摄入不足。

## 二、高血钙、低血钙

1. 高血钙诊断条件　见图 10-10。

- ST 段缩短或消失，QT 间期缩短，PR 间期和 QRS 时间可能延长。
- 重者可出现一度至三度房室阻滞和期前收缩、心动过速等。

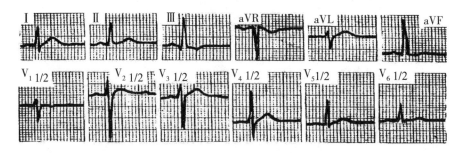

图 10-10　高钙血症的心电图

2. 低血钙诊断条件　见图 10-11。

● ST 段平坦延长。

● QT 间期延长。

● 偶可出现 T 波低平、倒置。

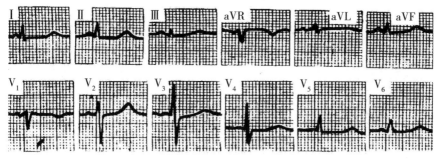

图 10-11　低钙血症的心电图

3. 高血钙及低血钙的临床症状

（1）高血钙的临床症状：缺乏特异性，主要表现为肌肉神经应激性减退，肌肉张力低下，乏力、疲劳、懒惰；中枢神经系统可出现记忆力减退、抑郁、嗜睡，严重者出现狂躁，甚至昏迷；消化系统可出现食欲减退、腹胀、消化不良及恶心、呕吐等；骨骼系统及泌尿系统也可出现相应症状。

（2）低血钙的临床症状：取决于低血钙的程度及持续时间，首先表现为神经肌肉激惹征，如手足痉挛、搐搦；也可出现神经精神症状，如惊厥、癫痫样全身抽搐等。部分患者可出现白内障，皮肤干燥、脱屑，毛发干燥、脱落等。

4. 临床意义　高血钙主要见于甲状旁腺功能亢进、骨肿瘤、肾性佝偻病等。对其处理可应用利尿剂增加钙排泄。低血钙常见于甲状腺功能减退、慢性肾衰竭、肾小管性酸中毒、呼吸及代谢性碱中毒等，处理除了积极治疗原发病之外，应及时补充钙剂及维生素 D。

　高钾血症的治疗为什么用钙剂、胰岛素和葡萄糖？

钠、钙离子可以对抗钾离子某些电生理作用，胰岛素及葡萄糖可使血浆内钾转入细胞内。

**小结**

●心电图的理论基础是心肌产生的生物电，而生物电是由细胞内外离子跨膜活动所致。凡是影响细胞膜内外离子浓度差、细胞膜的通透性等的因素均可引起生物电的变化，从而影响心电图。

●药物或电解质通过五种途径影响心电图波形。

●要认识药物及电解质紊乱引起的心电图改变。

# 第十一章 起搏器及其心电图

## 第一节 概述

### 一、概念

起搏器（pacemaker）是电子（工程）设备，通过程控设计对异常的心脏起搏（如窦房结功能紊乱）和传导障碍（如高度房室阻滞）进行纠正和弥补。

自 1958 年 Ake Senning 医生为患者植入了人类历史上第一台植入式心脏起搏器至今（图 11-1），人工心脏起搏器从最初的简单晶体管装置逐渐进化为现代的拥有诸多复杂功能的微电脑装置。

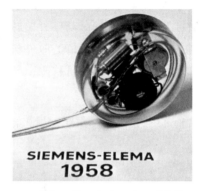

**图 11-1 世界上第一台植入式心脏起搏器**

### 二、类型

起搏器的类型见图 11-2。

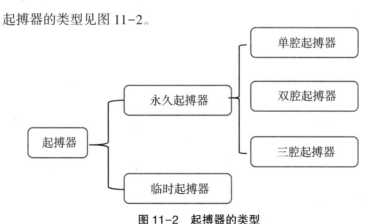

**图 11-2 起搏器的类型**

### 三、适用范围

1. 永久性起搏器　永久起搏器主要用于下列情况。

（1）在严重窦房结功能紊乱时可以替代损伤的房性搏动模式。

（2）在传导发生阻滞时，可以替代受损的房室传导，恢复房室传导正常时限。

（3）可以弥补左束支阻滞传导异常，尤其是合并心功能衰竭，提供左、右心室收缩同步化。这就是我们常说的再同步化治疗或双心室起搏。

2. 临时性起搏器　临时性起搏器用于需要短时间内纠正的心电异常。临时起搏电极通过静脉与体外的脉冲发生器连接发挥心脏起搏作用。临时起搏可用于伴有心动过缓的心脏外科手术，下壁心肌梗死等。当正常心脏电活动恢复，临时起搏器即可移除。

### 四、构成

1. 心脏起搏器　由脉冲发生器和起搏导线构成（图11-3）。

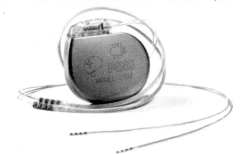

图 11-3　起搏系统构成

2. 脉冲发生器　由电路与电池构成（图11-4）。

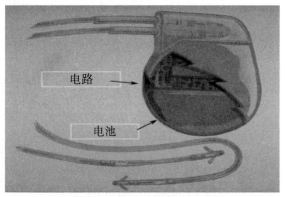

图 11-4　脉冲发生器的构成

五、功能

1. 起搏功能  起搏指电脉冲发放后使心脏恢复跳动。当起搏出现故障时也会引起心律失常。起搏故障的原因较多，如电极故障（移位、断裂、阈值升高）、起搏参数设置不当、电源耗竭、电路故障等。

2. 感知功能  由于起搏器对自身的 P 波或者 R 波正确识别，这种能力叫感知功能。如果起搏器对 P 波或者 R 波不能正确识别，称为感知故障。

六、工作模式

表 11-1  起搏器工作模式

| Ⅰ起搏心腔 | Ⅱ感知心腔 | Ⅲ对感知的反应 | Ⅳ频率调节 | Ⅴ起搏部位 |
|---|---|---|---|---|
| V：心室 | V：心室 | T：触发 | O：无 | V：心室 |
| A：心房 | A：心房 | I：抑制 | R：频调整 | |
| D：双(A+V) | D：双(A+V) | D：双(T+I) | | D：双(A+V) |
| O：无 | O：无 | O：无 | | O：无 |

用图 11-5 举例说明：起搏模式 VVI 。

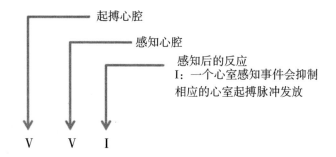

解说：VVI模式，低限频率60次/min
起搏心腔：心室
感知心腔：心室
感知后反应：抑制

图 11-5  起搏模式 VVI

# 第二节 起搏心电图

## 一、概念

起搏心电图是起搏器的时间间期、特殊功能，以及各种参数设置作用于植入起搏器患者的自身心率之上所形成的心电图表现。

## 二、不同起搏模式心电图特点

1. 心房起搏　心房刺激后接着出现 P 波，然后是正常的 QRS 波形（图 11-6）。

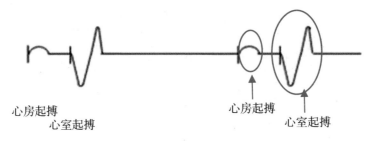

心房起搏　　　　　　　　　　　心房起搏　心室起搏
　心室起搏

**图 11-6　心房起搏的心电图特点**

2. 心室起搏　在心室刺激后出现宽大变形的 QRS 波（束支阻滞型）。起搏器节律与 P 波的出现无关（图 11-7）。

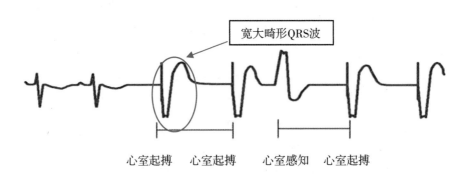

宽大畸形QRS波

心室起搏　心室起搏　　心室感知　心室起搏

**图 11-7　心室起搏的心电图特点**

3. 脉冲信号

（1）单极起搏时呈现"钉样"，即"起搏钉"，双极起搏时不明显。

（2）代表脉冲发生器释放了脉冲电流，即起搏器发放的一次起搏脉冲。

（3）在体表心电图表现为一条窄而垂直的线。

（4）脉冲信号可呈"直立""倒置"或"正负或负正双向"（图 11-8）。

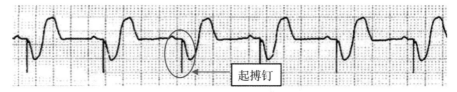

起搏钉

图 11-8　脉冲信号的心电图特点

## 三、特征及机制

● 心房和心室均发放起搏脉冲，这是双腔起搏器的心电图（图 11-9）。

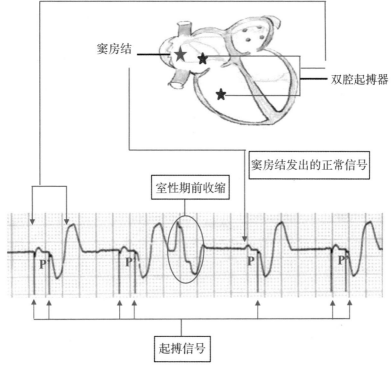

窦房结

双腔起搏器

窦房结发出的正常信号

室性期前收缩

P

P

P

P

起搏信号

图 11-9　起搏系统构成

● 心房起搏脉冲与 P 波之间呈现出和谐的状态（密切相关），且每一个心房起搏信号后均有起搏的 P 波，可以判定心房起搏正常。

● 每一个心室起搏信号之后均有典型的起搏 QRS 形态出现，且呈现出和谐的状态（密切相关），可以判定心室起搏正常。

●第三个自身 P 波被起搏器感知到，抑制了心房起搏脉冲的发放，可以判定心房感知正常。

●室性期前收缩被感知到后重整了时间间期，可以判定心室感知正常。

●识别起搏节律的两个最重要特征是存在起搏脉冲，以及宽 QRS 波群。

## 四、起搏心电图分析步骤

起搏心电图分析步骤见图 11-10。

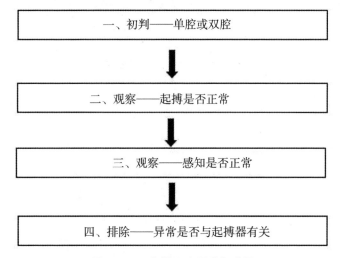

图 11-10　起搏心电图分析步骤

### CRT 与 CRTD

目前临床上三腔起搏器的应用，除右心房、右心室安置起搏电极外，冠状静脉窦也置入一根电极起搏左室。主要用于改善心脏功能（CRT）。带除颤功能的三腔起搏器也称为 CRTD。

### 小结

●起搏器是一种以电池储备能量的医疗装置，通过从电极传导向心肌的电流来维持心脏的规律搏动。

●起搏器的主要目的是使心脏维持适当的节律和心率，不管是因为心脏自身的固有起搏频率不够快，还是因为心脏电传导系统中存在阻滞。

●识别起搏心律的两个最重要特征是存在起搏脉冲，以及宽 QRS 波群。

# 实战练习

题 1

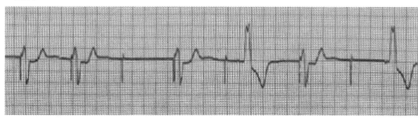

节律解释：

题 2

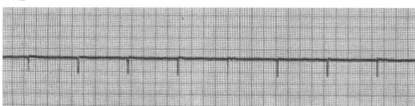

节律解释：

题 3

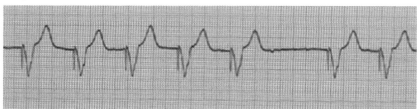

节律解释：

题 4

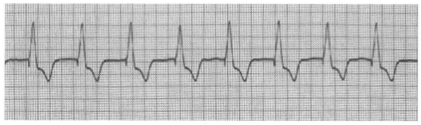

节律解释：

题 5

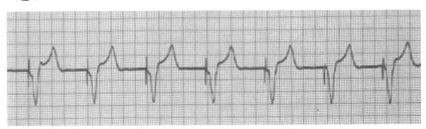

节律解释：

题 6

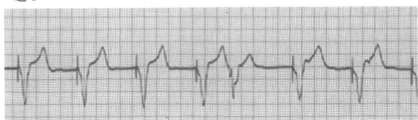

节律解释：

题 7

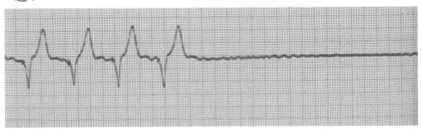

节律解释：

题 8

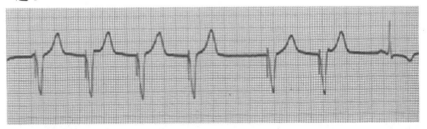

节律解释：

题 9

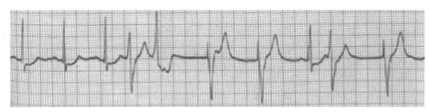

节律解释：

题 10

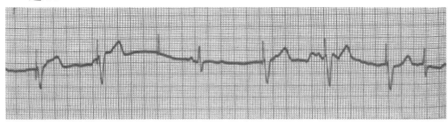

节律解释：

题 11

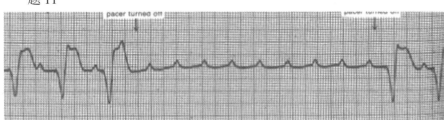

节律解释：

题 12

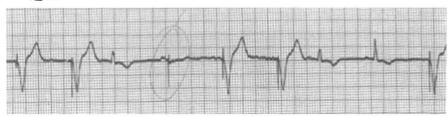

节律解释：

题 13

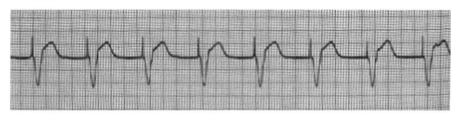

节律解释：

题 14

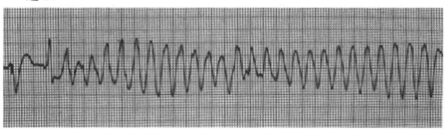

节律解释：

题 15

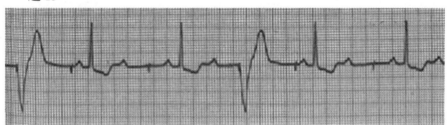

节律解释：

题 16

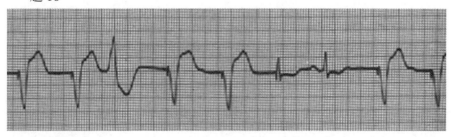

节律解释：

题 17

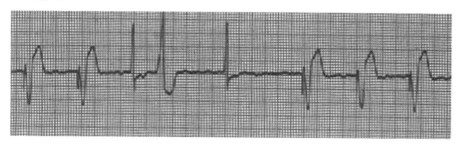

节律解释：

题 18

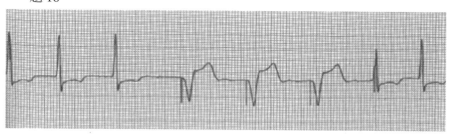

节律解释：

题 19

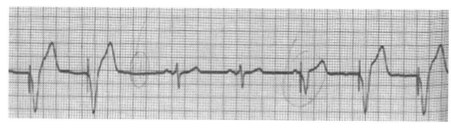

节律解释：

题 20

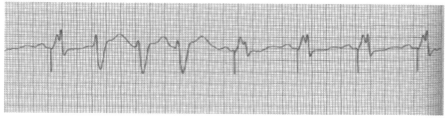

节律解释：

题 21

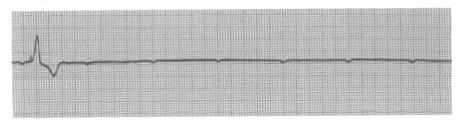

节律解释：

题 22

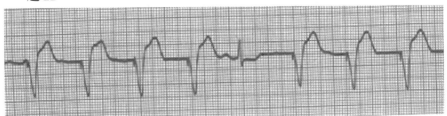

节律解释：

题 23

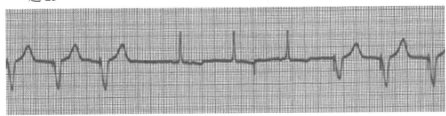

节律解释：

题 24

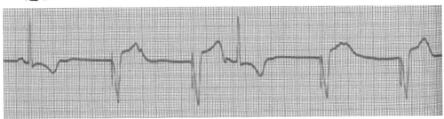

节律解释：

题 25

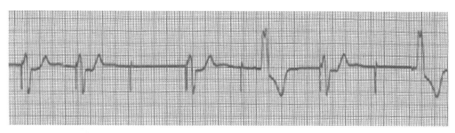

节律解释：

题 26

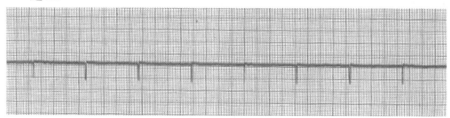

节律解释：

题 27

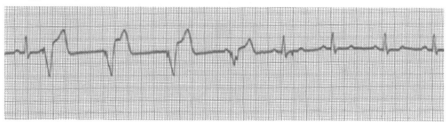

节律解释：

题 28

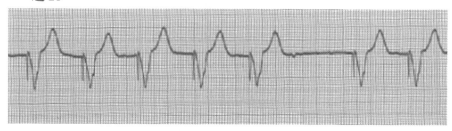

节律解释：

题 29

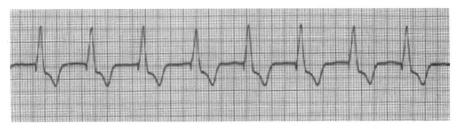

节律解释：

题 30

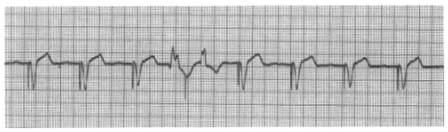

节律解释：

题 31

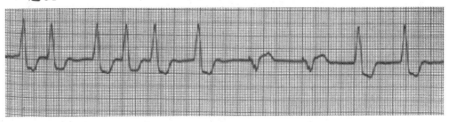

节律解释：

题 32

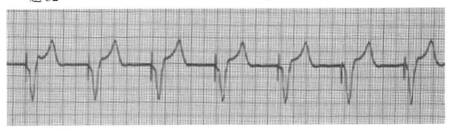

节律解释：

题 33

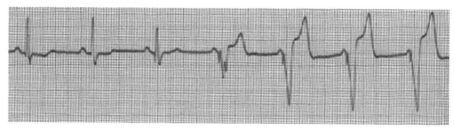

节律解释:

题 34

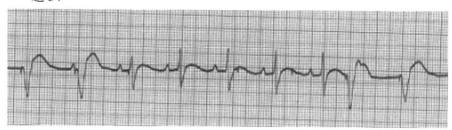

节律解释:

题 35

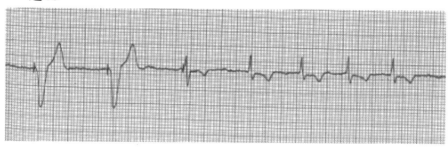

节律解释:

题 36

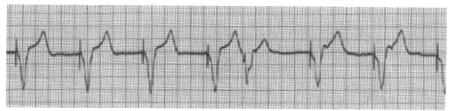

节律解释:

题 37

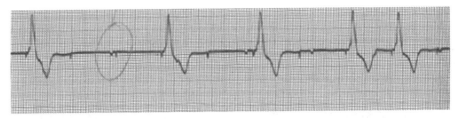

节律解释：

题 38

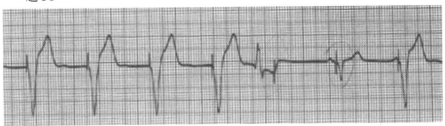

节律解释：

题 39

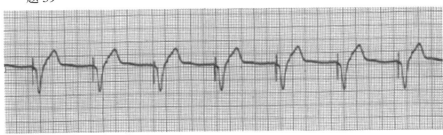

节律解释：

题 40

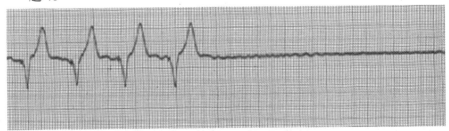

节律解释：

题 41

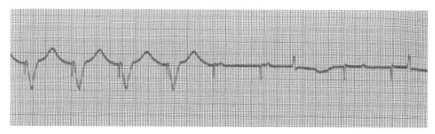

节律解释：

题 42

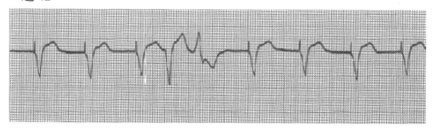

节律解释：

题 43

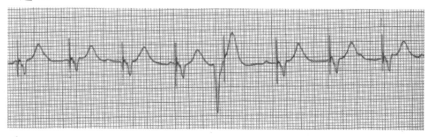

节律解释：

题 44

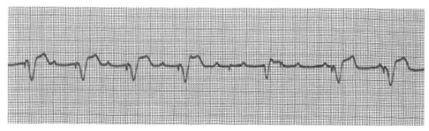

节律解释：

题 45

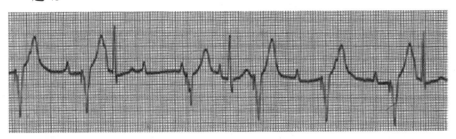

节律解释：

题 46

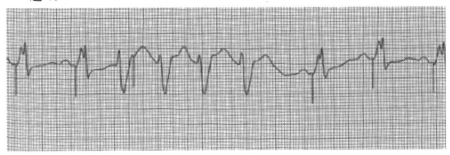

节律解释：

题 47

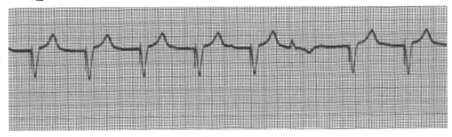

节律解释：

# 第十二章　心电图分析方法

每个人阅读心电图的步骤和方法都不尽相同，但全面完整的读图要求却是相同的。只有熟练掌握心电图分析方法和技巧，并善于把心电图的各种变化与具体病例的临床情况密切结合起来，才可能对心电图做出正确的诊断和解释。本章主要讲解心电图的阅读、分析方法。

通常心电图机会自动提供一份 ECG 报告，上面的心率和传导间期会被精确给出，但有时心电图机会报告出一些并不存在的异常状况，所以阅图人员需具备去伪存真的能力。

1. 确保描图清晰无伪差，导联连接正确　见图 12-1。

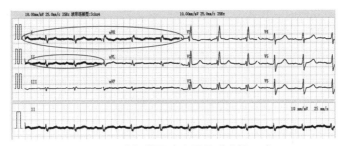

图 12-1　确保描图清晰及导联连接正确

2. 注意定标电压和走纸速度　见图 12-2。

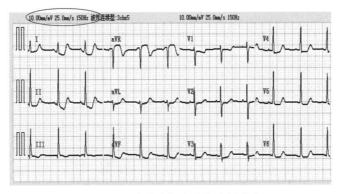

图 12-2　注意定标电压和走纸速度

3. 了解患者临床资料，必要时延长描记心电图或加做特殊导联　见图 12-3。

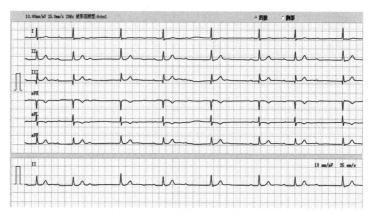

图 12-3　延长描记心电图

4. 总体浏览心电图，分析特征　见图 12-4。

首先找出 P 波，P 波在 Ⅱ、V₁ 导联最清楚。判断 P 波和 QRS 波有无关系，明确是窦性心律还是异位心律。

测量 PP 或 RR 间期，计算心房率和心室率。

观察各导联的 P 波、QRS 波群、ST 段和 T 波的形态、方向、电压和时间是否正常。

测量心电轴有无偏移。

测量 PR 间期和 QT 间期。

比较 PP 间期和 RR 间期，找出房律和室律的关系。

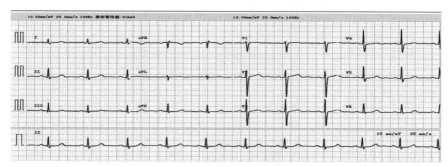

图 12-4　总体浏览心电图

分析一份心电图，必须认真阅图，列项分析。只有掌握 ECG 分析的基本规则，才能诊断准确。同时需要注意，心脏完全健康时 ECG 也会有很多小的变异，要注意识别。

心电图分析流程见图 12-5。

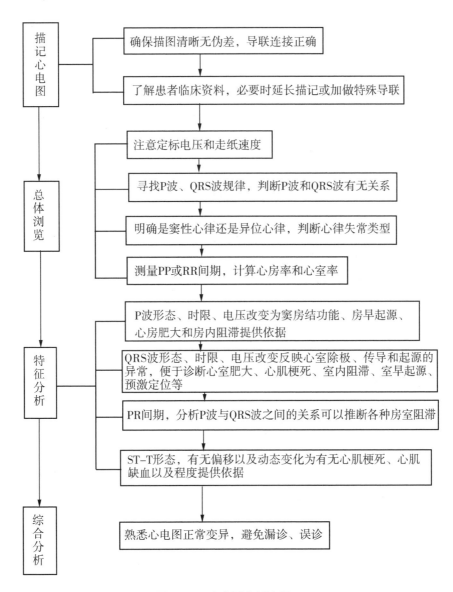

**图 12-5　心电图分析流程**

扫码看参考答案

# 参考文献

［1］陈新，黄宛．临床心电图学［M］．北京：人民卫生出版社，2009：243-248，275-309.

［2］李中健，郑蔚，刘桂芝，等．心电图精要［M］．西安：第四军医大学出版社，2007：75-97，135，247.

［3］黄宛．临床心电图学［M］．4版．北京：人民卫生出版社，1995：275-286，298-342、

［4］葛利军，刘凯，郭继鸿．临床心电图手册［M］．北京：人民军医出版社，2015：100-108.

［5］杨延宗．肌袖性房性心律失常：一种独特的房性心律失常？［J］．中华心律失常学杂志，2002，6（2）：111-115.

［6］苏拉维茨（Surawicz，B.），尼兰斯（Knilans，T. K）原著；郭继鸿，洪江主译．周氏实用心电图学［M］．北京：北京大学医学出版社，2014：352-389.

［7］罗道生，等．袖珍心律失常心电图手册［M］．长沙：湖南科学技术出版社，2014：144-170.

［8］李凌．实用临床心电图检查技术［M］．郑州：郑州大学出版社，2011：54-70.

［9］朱文青，葛均波．心电图一本通：基础、练习与提高［M］．上海：上海科学技术出版社，2015：39-45.

［10］杨佳庆，韩明华．预激综合征患者房性心律失常机制的探讨［J］．医学综述，2009，15（3）：458-461.

［11］方丕华，杨跃进．阜外心电图图谱［M］．北京：人民卫生出版社，2008：524.

［12］卢喜烈，周军荣．301医院心电图图谱［M］．北京：人民军医出版社，2010：199.

［13］葛均波，徐永健．内科学［M］．8版．北京：人民卫生出版社，2013：198.

［14］冯庚．危重症社区现场急救系列讲座：心室颤动和扑动的基本概

念、现场快速判断和急救原则［A］. 中国全科医学，2005，8（4）：341.

[15] 申继红，刘儒，李世锋，等. 心电图学系列讲座（十四）：扑动与颤动［A］. 中国全科医学，2014，17（14）：1688-1690.

[16] 柳俊，王莺. 明明白白心电图［M］. 4 版. 广州：广东科技出版社，2013.

[17] 万学红，卢雪峰. 内科学［M］. 8 版. 北京：人民卫生出版社，2015：483-516.

[18] 史学义，吴景兰，金辉. 图说心脏组织动力学（第一卷）［M］. 郑州：郑州大学出版社，2014：180-181.

[19] John R . Hampton. 轻松学习心电图［M］. 7 版. 郭继鸿，郑杨，刘全，等译. 北京：人民卫生出版社，2013：1-40.

[20] 土居忠文. 手把手心电图入门［M］. 2 版. 王宁元译. 北京：人民军医出版社，2015：1-19.

[21] 前田如矢. 一学就会心电图［M］. 5 版. 王宁元，孙文墅译. 北京：华夏出版社，2010：2-43.

[22] 土居忠文. 手把手心电图入门：心律失常篇［M］. 王宁元，孙文墅译. 北京：人民军医出版社，2015：

[23] 党瑜华. 异常心电图图谱［M］. 北京：人民卫生出版社，2005：1-324.

[24] 尤黎明，吴瑛. 内科护理学［M］. 北京：人民卫生出版社，2008：125-139.

# 中英文名词对照索引

心室颤动 ventricular fibrillation

心肌梗死 myocardial infarction

Y

预激综合征 preexcitation syndrome

右束支传导阻滞 right bundle branch block，RBBB

Z

阵发性室上性心动过速 paroxysmal supra ventricular tachycardia，PSVT

左束支传导阻滞 left bundle branch block，LBBB

左前分支传导阻滞 left anterior fascicular block，LAFB

左后分支传导阻滞 left posterior fascicular block，LPFB